Liesner
Der kleine
Beckenboden-Coach

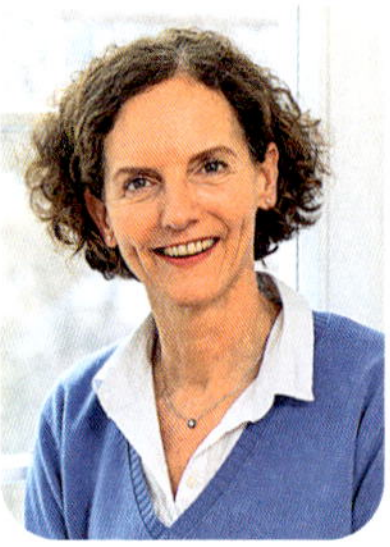

Franziska Liesner ist Physiotherapeutin, Heilpraktikerin und Pilates-Trainerin. Sie lebt mit ihrer Familie in Hamburg und widmet sich seit vielen Jahren in ihrer Beckenboden-Schwerpunkt-Praxis »Stabile Mitte« ausschließlich Patient*innen, die Probleme im Bereich des Beckenbodens haben. Ob Inkontinenz, Schmerzen oder sexuelle Probleme – ihr ist es ein besonderes Anliegen, Menschen ein Gespür für diese so wichtige Muskulatur zu vermitteln. »Eigentlich ist es ganz einfach – wer die Muskulatur erst einmal entdeckt hat und gezielt übt, hat mehr Freude und Sicherheit im Alltag: bedenkenlos herzhaft lachen und Sport treiben, ein Stadtbummel ohne permanente Toilettensuche, mehr Lust beim Sex – dies alles können Sie selbst erreichen.« Franziska Liesner leitet die Hamburger Arbeitsgemeinschaft der gynäkologisch-urologisch-proktologisch tätigen Physiotherapeuten.

Franziska Liesner

Der kleine Beckenboden-Coach

Die besten Übungen für eine starke Mitte

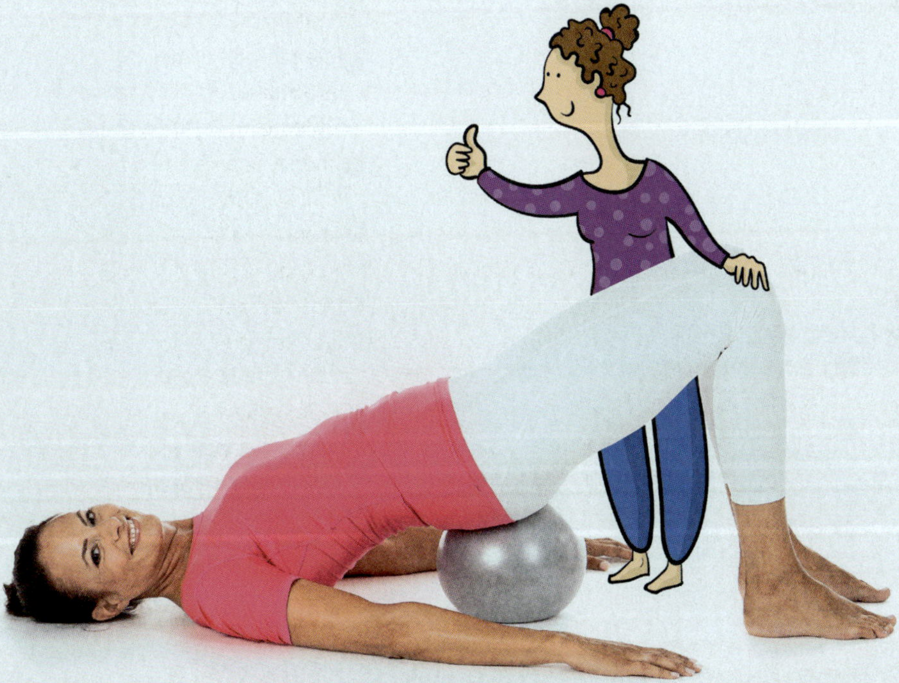

TRIAS

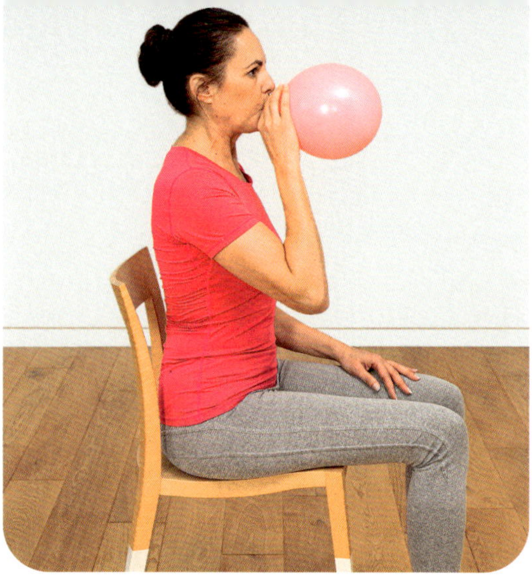

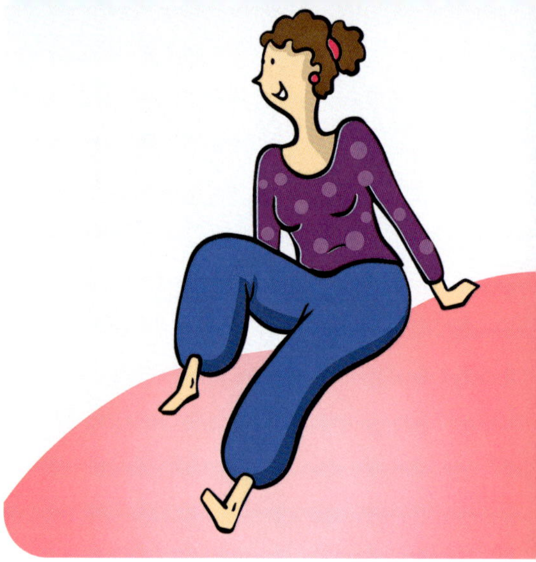

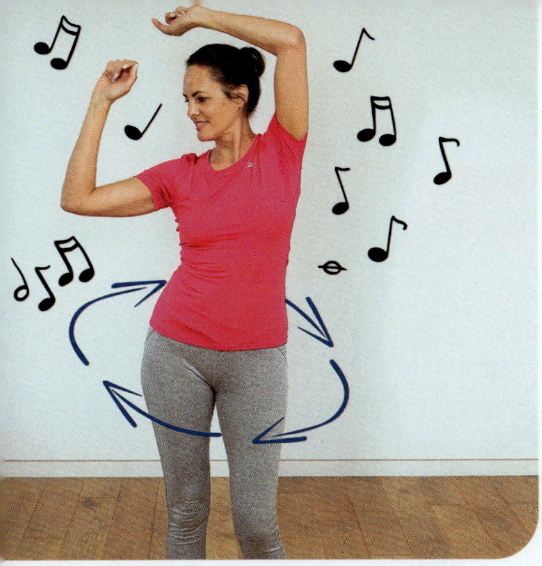

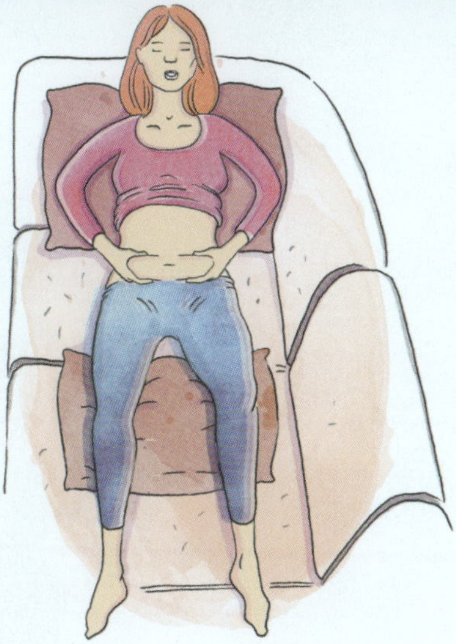

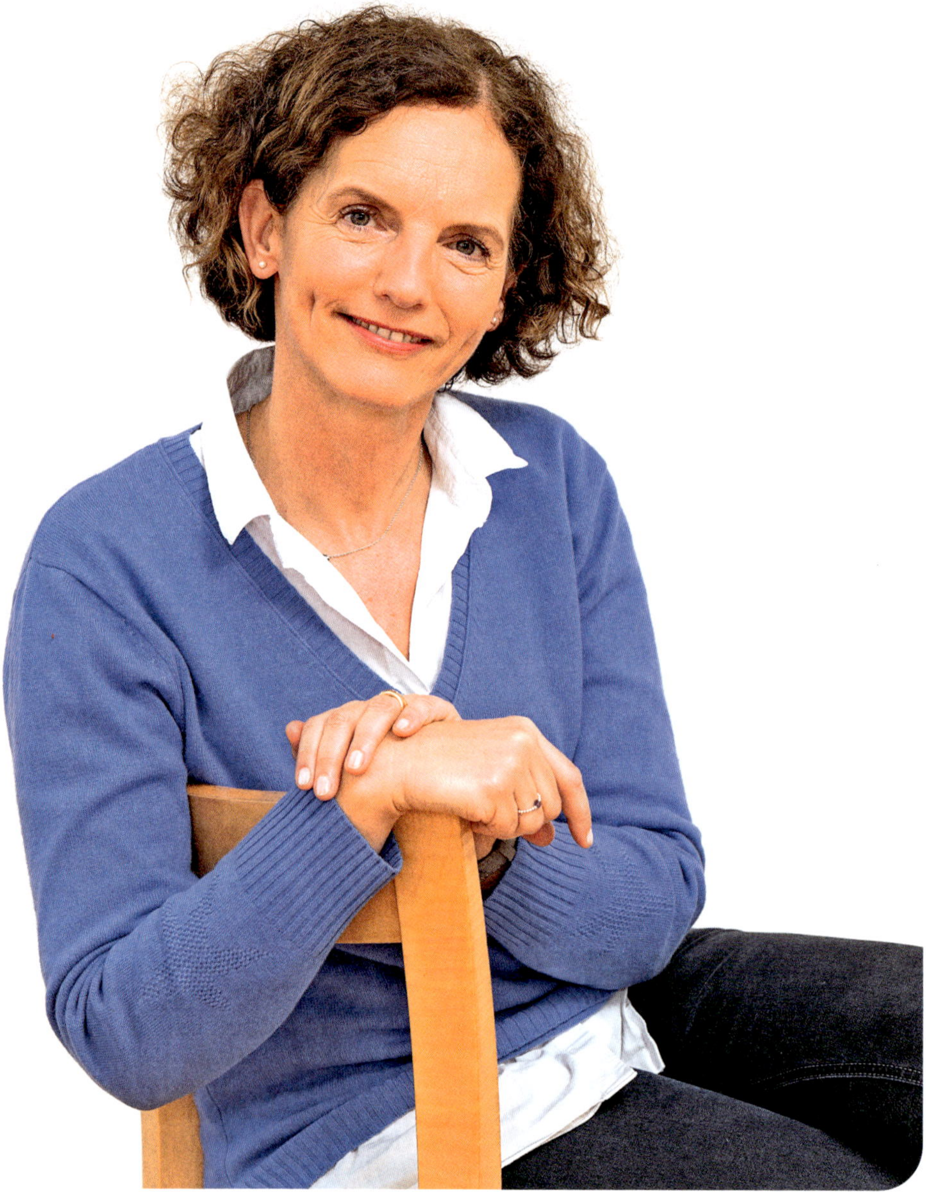

Liebe Leserin,

herzlichen Glückwunsch zum Erwerb Ihres persönlichen Beckenboden-Coaches! Dieses Buch versetzt Sie in die Lage, sich bei Beschwerden selbst zu helfen oder Probleme gar nicht erst entstehen zu lassen.

Zuerst erkläre ich Ihnen den Aufbau des Beckenbodens und die typischen Beschwerdebilder. Dann erfahren Sie, und das ist in der Literatur etwas völlig Neues, wie Sie Ihren Beckenboden selbst untersuchen können. So wissen Sie, woran Sie sind, und können sich selbst besser helfen, anstatt womöglich hunderte Male sinnlose Übungen zu machen. Für jedes Hauptproblem präsentiere ich Ihnen anschließend ein 12-wöchiges Übungsprogramm; zusätzlich gibt es ein einheitliches Stabilisationsprogramm, das nicht nur dem Beckenboden, sondern auch den Bauch- und Rückenmuskeln Halt gibt. Wenn Sie nur vorbeugend etwas für Ihren Beckenboden tun möchten, dann beginnen Sie gleich mit dem Stabilisations-Programm und picken sich später gegebenenfalls aus den anderen Kapiteln Übungen heraus, die Ihnen Freude machen. Zum Schluss gibt es noch die besten Tipps für Ihren Beckenboden.

Profitieren Sie von meiner 25-jährigen Erfahrung als Beckenboden-Physiotherapeutin: Schritt für Schritt bekommen Sie mehr Gefühl und erarbeiten sich einen tragfähigen, elastisch-aktiven und schmerzfreien Beckenboden. Los geht's!

Franziska Liesner

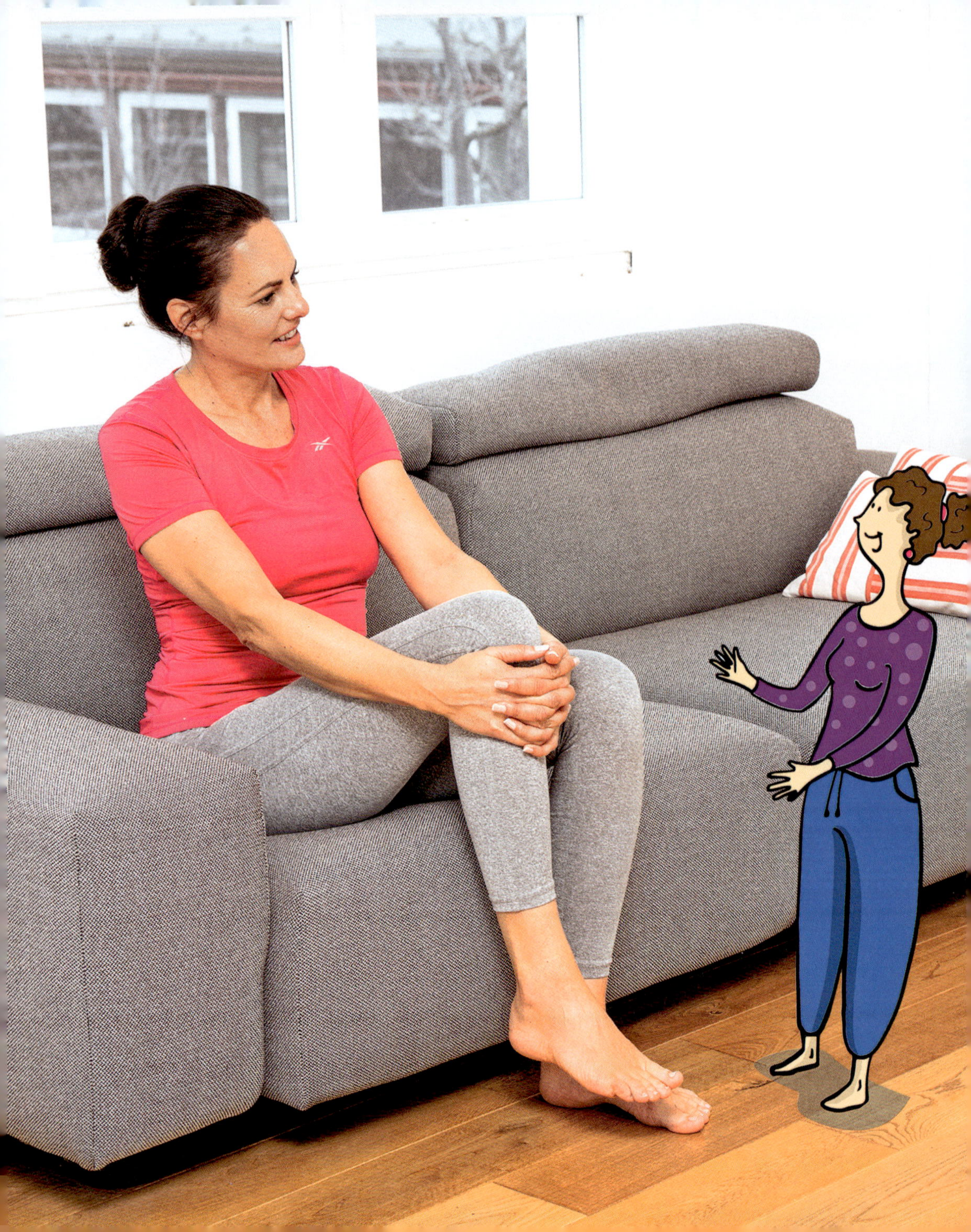

Beckenboden trainieren, aber wie?

Dass Frauen etwas für ihren Beckenboden tun sollten, steht in jeder Zeitschrift. Aber wie? Muss frau wirklich mit dem Beckenboden Kirschkerne knacken?

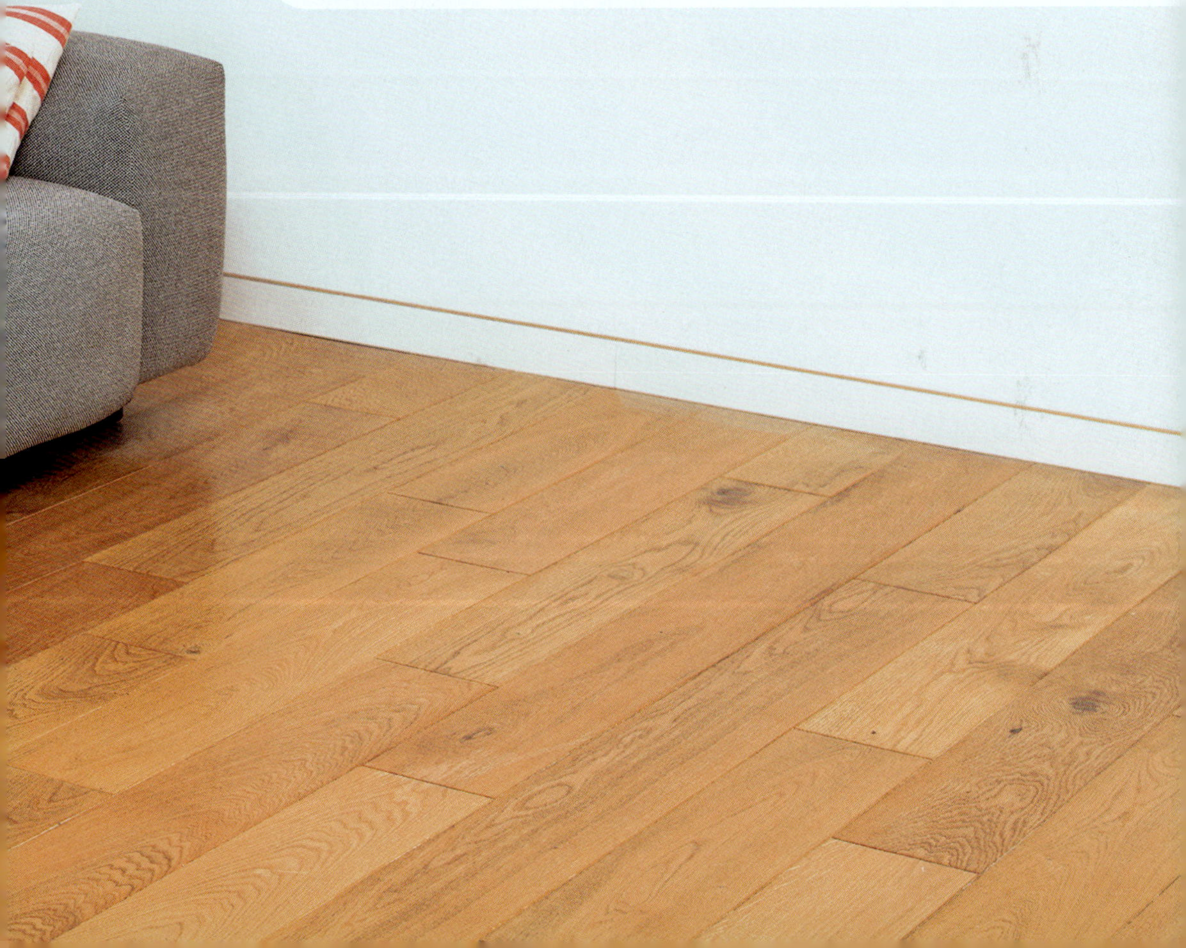

Der Beckenboden und seine Schwachstellen

Die meisten Menschen haben nur eine sehr vage Vorstellung davon, was der Beckenboden eigentlich ist und welche Probleme auftreten können – lassen Sie uns das ändern!

Der Beckenboden ist der untere Abschluss unseres Bauchraumes und besteht in erster Linie aus Muskeln und Bindegewebe. Dies sind gleichzeitig die beiden Hauptstrukturen, die Ärger bereiten können: das Bindegewebe zum Beispiel durch eine allgemeine erblich bedingte Bindegewebsschwäche, aber auch durch Verletzungen unter der Geburt. Denn das Bindegewebe in Form von Bändern und Faszien gibt nicht nur den Organen Halt, sondern findet sich auch im Beckenboden selbst wieder. Die zweite Struktur, die Muskulatur, kann ebenfalls einfach nur schwach sein, bei vielen Frauen ist sie jedoch durch eine Geburt verletzt. Beim Gebären können die Muskeln sehr stark überdehnt werden, aber, und das ist eine relativ neue Erkenntnis, sie können unter der Geburt auch an- oder abreißen. Das kann zum Beispiel bei einer sehr langen und intensiven Austreibungsphase passieren, aber auch durch ein Missverhältnis zwischen mütterlichem Becken und kindlichem Kopf. Zusätzlich zu dem erst einmal von außen nicht sichtbaren Schaden an der Beckenbodenmuskulatur kann es unter der Geburt auch zu einem

Dammriss kommen, d.h., das Gewebe zwischen Scheide und After reißt ein. Bei einem Dammriss 3. und 4. Grades kommt es zum Einriss/Durchriss des Afterschließmuskels.

Ganz abgesehen von den Belastungen, denen der Beckenboden unter der Geburt ausgesetzt ist, steht fest: Da wir nicht mehr als Vierfüßler unterwegs sind, hat der kleine Beckenboden den lieben langen Tag schwer zu arbeiten, weit mehr als viele andere Bereiche unseres Körpers:

- Der Beckenboden hält die Organe und in der Schwangerschaft das Baby.
- Außerdem muss er sich öffnen und verschließen können:
  - öffnen für das Wasserlassen, den Stuhlgang/die Luft und bei der Geburt für das Baby.
  - verschließen, um Urin, Stuhlgang und Luft zurückzuhalten.
  - Im Kontext der Sexualität muss die Muskulatur beides können: sich öffnen und (um-)schließen.

Nicht nur diese gegensätzlichen Funktionen machen den Beckenboden störungsanfällig, sondern auch die geringe Masse an Gewebe. »Beckenboden« hört sich gewaltig an, aber er ist nur ungefähr so groß und dick wie die eigene Hand.

Hinzu kommt: Viele Muskelzellen werden im Laufe des Lebens, spätestens in den Wechseljahren, durch Bindegewebszellen ersetzt und dadurch schwinden die Reaktionsfähigkeit und die Elastizität. Deshalb zeigen sich Probleme häufig erst in diesem Lebensabschnitt.

Der Beckenboden ist also klein, aber wichtig und stark beansprucht. Hand aufs Herz: Tun wir genug dafür, ihn fit zu halten? Ist sein Training ein fester Bestandteil unserer täglichen Gesundheitsroutine? Meistens ist das erst der Fall, wenn

Beckenboden

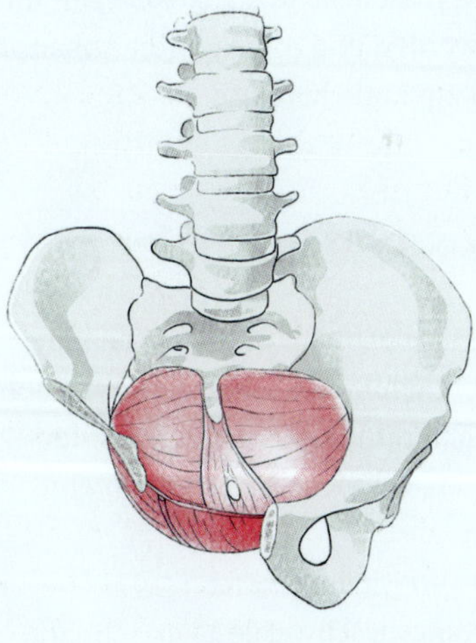

Liesner F. Mein Beckenbodenbuch. Stuttgart: TRIAS; 2018

sich Probleme zeigen. Und selbst dann unternehmen nicht alle Frauen etwas, weil sie glauben, dass die Beschwerden normal oder der Preis für das Kinderkriegen seien. Selbst viele Ärzte sagen: »Aber dafür haben Sie doch ein Kind auf die Welt gebracht, dann ist es doch nicht so schlimm, wenn's mal träufelt oder die Organe nach unten drücken.«

Zum Glück kommt diese Ansicht seit einigen Jahren zunehmend aus der Mode und die meisten Frauen sind nicht mehr bereit, Inkontinenz und Senkungsbeschwerden einfach hinzunehmen.

Es ist nie zu spät, mit dem Training zu beginnen. Lassen Sie uns also loslegen und Beschwerden und muskulären Abbauprozessen ein Ende bereiten.

Beckenbodenprobleme

Es gibt drei primäre Beschwerdebilder beim Beckenboden. Vermutlich werden Sie sich in mindestens einem wiedererkennen, wenn Sie bereits Probleme haben:

- Belastungsinkontinenz
- Senkungsbeschwerden
- Schmerzen/Verspannungen/Drangblase/Gefühllosigkeit

1. Belastungsinkontinenz

Belastungsinkontinenz bedeutet, dass der Beckenboden bei einer erhöhten Belastung nicht in der Lage ist, diesem Druck standzuhalten. Das Hauptsymptom bei einer Belastungsinkontinenz ist der unwillkürliche Abgang von Urin und/oder Wind und/oder Stuhl.

Was kann eine Belastung sein? Zum Beispiel

- Niesen, Husten
- Lachen
- Hüpfen, Springen, Laufen
- Heben
- Aufstehen und Hinsetzen
- Treppensteigen
- Gehen

Schauen Sie die beiden Bilder an: Die Frau hustet. Dadurch erhöht sich der Druck im Bauchraum.

Bei a) hebt sich der Beckenboden 1 Millisekunde vorher an, dadurch bleibt die Harnröhre geschlossen

Bei b) fehlt die Reaktion des Beckenbodens und der Hustendruck wird direkt an die Harnröhre weitergeleitet: Sie öffnet sich und Urin tritt aus.

Wenn wir »dicht«, also kontinent sind, können wir dem größer werdenden Bauchraumdruck standhalten. Das machen unsere Rumpfmuskeln in Teamarbeit: Die Beckenbodenmuskeln arbeiten mit den Bauch- und Rückenmuskeln zusammen. Alle müssen gemeinsam funktionieren. Und schon verstehen Sie, warum es wichtig ist, auch die Bauch- und Rückenmuskeln in das Training mit einzubeziehen. Das wird sogar noch wichtiger, wenn es zum Beispiel zu einer Verletzung unter der Geburt gekommen ist: Dann müssen die anderen Teampartner doppelt fit sein.

Auch der Zeitfaktor spielt eine wesentliche Rolle: Wenn der Beckenboden erst eine Sekunde nach dem Hustenstoß anspannt, nützt das natürlich nichts. Darum werden wir viel Schnellkraft- und Reaktionstraining machen.

Reaktion bei erhöhtem Bauchraumdruck

a) Normale Funktion des Beckenbodens

b) Belastungsinkontinenz

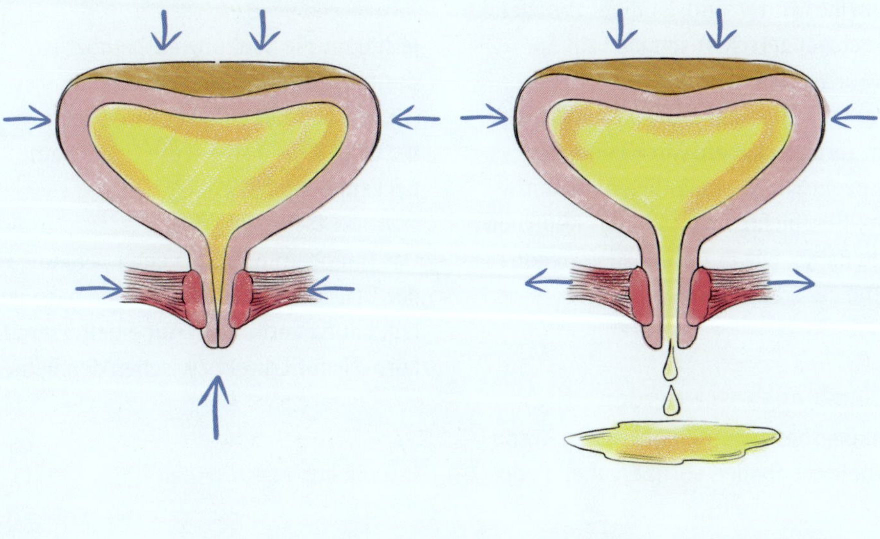

Habe ich das auch? Die entscheidende Frage: Verlieren Sie ungewollt Urin und/oder Winde und/oder Stuhl? Wenn Sie diese Frage mit »Ja« beantworten, haben Sie eine Belastungsinkontinenz. Willkommen im Club der offiziell mindestens 9 Millionen Deutschen, die inkontinent sind. Und da es sich hier nach wie vor um ein absolutes Tabuthema handelt, ist die richtige Zahl vermutlich noch viel, viel größer.[1]

Sollte ich mit meiner Ärztin sprechen?
Ja, unbedingt. Unsere Gesundheitsversorgung wird umso besser werden, je mehr Menschen sich mit diesem Thema den Ärzten anvertrauen. Eine wichtige Information: Frau muss kein Kind geboren haben, um inkontinent zu sein. Und selbst wenn Sie Mutter sind, ist nicht zwingend die Schwangerschaft schuld. Falls Sie schwanger waren und in der Schwangerschaft schon das ein oder andere Mal Urin verloren haben, war das bereits der Beginn Ihrer persönlichen Inkontinenz-Geschichte und nicht das Köpfchen Ihres Babys, wie es immer so verniedlichend gesagt wird.

2. Senkungsbeschwerden

Senkungsbeschwerden entstehen, wenn es im Beckenboden vorübergehend oder dauerhaft zu einem Senkungsgefühl oder einer Senkung der drei dafür infrage kommenden Organe kommt: der Blase, des Darms und der Gebärmutter.

Schauen Sie sich bitte die Bilder (Seite 14) an:

- Bild a) Die drei Organe des Unterleibs befinden sich hier am richtigen Platz.
- Bild b) Der Bereich der vorderen Scheidenwand ist betroffen: Senkung der Blase
- Bild c) Der Bereich der hinteren Scheidenwand ist betroffen: Senkung des Darmes
- Bild d) Die Mitte der Scheide ist betroffen: Senkung der Gebärmutter.
- Bild e) Hier sind alle Organe abgesenkt.

Je stärker die Senkung ausgeprägt ist, desto höher der Grad der Senkung (Grad 1 bedeutet eine leichte Senkung, bei Grad 3 bis 4 treten die Organe am Beckenboden aus).

Das Hauptsymptom bei einer Senkung ist der Druck zwischen den Beinen nach unten, häufig verbunden mit einem Fremdkörpergefühl direkt zwischen den Beinen.

» Senkungsbeschwerden

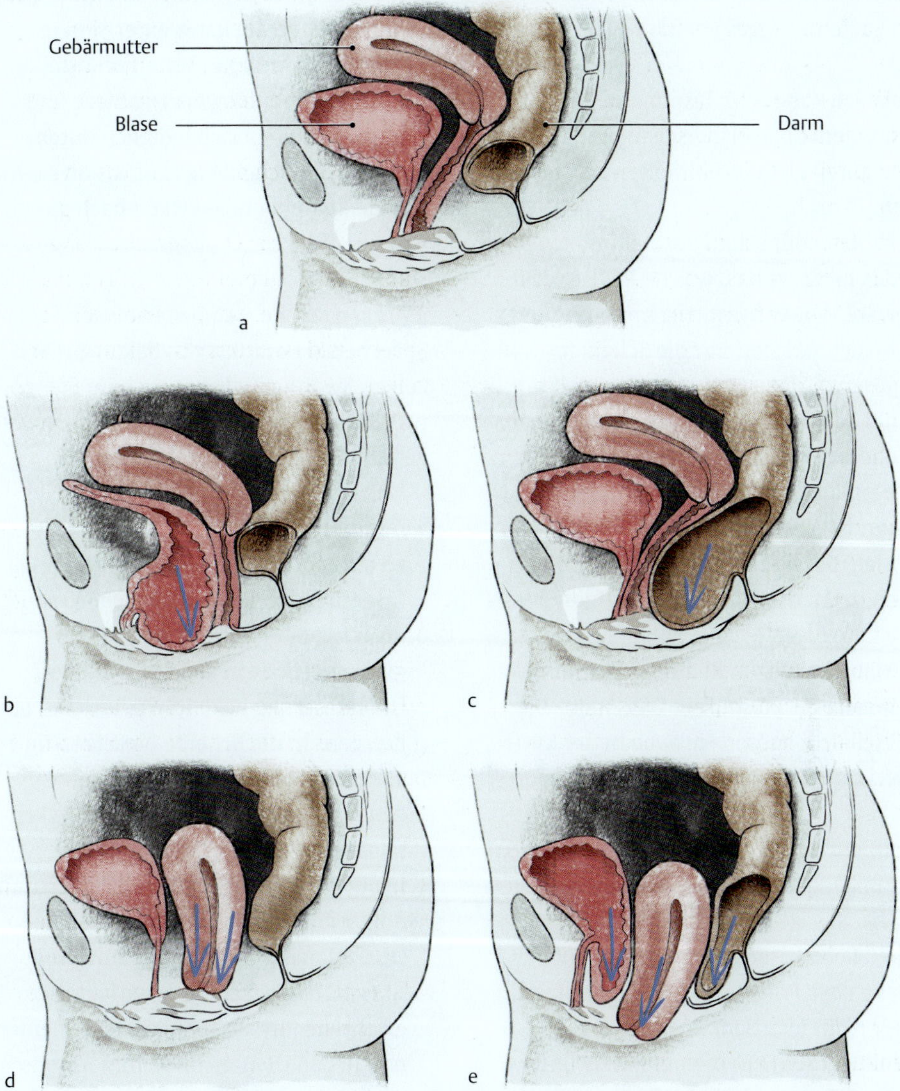
Gebärmutter
Blase
Darm
a
b
c
d
e

Dieses Gefühl und der Druck können sich im Laufe des Tages verstärken.

Habe ich das auch? Tasten und gucken Sie mit einem Spiegel zwischen den Beinen und guten Lichtverhältnissen im Stehen (!) nach:

- Fühlen oder sehen Sie mehr »Gewebe«, das heißt: etwas, was da früher nicht war? Wo: vorn, mittig, hinten?
- Manchmal sind nur die Scheidenwände gesenkt, dann fühlt sich die Struktur der Scheide viel weicher als früher an, dadurch sieht der Scheideneingang besonders vorn oder hinten etwas »wulstig« aus.
- Manchmal fühlt man vorn etwas Weiches, »Wasserluftballon«-artiges: Das ist die Blase.
- Manchmal ist in Richtung Damm etwas Weicheres zu spüren: Das ist der Darm.
- Vielleicht spüren Sie auch in der Mitte etwas Festeres: Das ist die Gebärmutter.

Trifft ein oder mehrere Punkte auf Sie zu? Dann könnte eine Senkung vorliegen.

Aber, liebe Leserin: Erst einmal durchatmen: Viele Frauen haben eine Senkung, aber nicht jede Senkung macht auch Beschwerden!! In meiner Praxis untersuche ich immer wieder Frauen, die gar nichts von ihrer Senkung gemerkt haben. Und man kann auch mit einer Senkung gut leben. Kein Organ kann herausfallen, es bleibt immer hängen. Die Blase und der Darm wölben sich lediglich durch die Haut der Scheide hervor, als ob sie in einem Strumpf eingewickelt nach außen kämen.

Aber: Sie sollten sich helfen lassen: Sprechen Sie mit Ihrer Gynäkologin und zeigen Sie ihr, möglichst auch im Stehen, was Sie gesehen haben. Dann können Sie gemeinsam entscheiden, ob Sie

1. mit diesem Buch üben,
2. zu einer qualifizierten Physiotherapeutin (Adressen im Anhang) gehen
3. und dort oder von Ihrer Gynäkologin zusätzlich ein kleines Pessar zur Unterstützung bekommen, welches Sie morgens in die Scheide einsetzen und abends wieder herausnehmen (sozusagen die »Kontaktlinse« für den Beckenboden),
4. in ein Beckenbodenzentrum gehen, um dort weitere Möglichkeiten, wie die Operation der Senkung, abzuklären. Aber bitte langsam, hier spricht die erfahrene Physiotherapeutin: Vor einer möglichen OP unbedingt mindestens drei Monate intensiv trainieren!!! Es

ist wahrscheinlich, dass dem Problem so schon abgeholfen werden kann. Operieren lassen sollten Sie sich nur, wenn wirklich alle anderen konservativen Möglichkeiten ausgeschöpft sind und der Leidensdruck zudem sehr groß ist. Denn: Erfolg ist (wie bei jeder OP) nicht garantiert und das Operationsergebnis hält selten lebenslang.

Übrigens: Das Risiko einer Frau, im Laufe ihres Lebens an einer Senkung ihrer Organe operiert zu werden, beträgt 12–19 %.[2]

3. Drangblase/Schmerzen/Verspannungen/Gefühllosigkeit

Von einer Drangblase sprechen wir, wenn sich die Blase selbstständig macht, unangenehm drückt und dringend aufs WC möchte (und evtl. auch geht, bevor man draufsitzt). Das passiert manchmal überfallartig, nicht kontrollierbar, ist zum Teil äußerst belastend und erschwert den Alltag. Es kann so weit gehen, dass die Blase das Leben völlig bestimmt. Eine typische Situation: Sobald die Haustür (mit dem rettenden WC dahinter) in Sicht ist und man noch nach den Schlüsseln sucht, entleert sich die Blase oder möchte sich entleeren.

Schmerzen im Zusammenhang mit dem Beckenboden können unterschiedliche Ausprägungen haben. Es gibt Frauen, die Schmerzen beim oder nach dem Sex haben, oder der Sex kann schmerzbedingt gar nicht erst stattfinden. Dann gibt es Frauen, die nur in bestimmten Situationen Schmerzen haben, z. B. bei längerem Sitzen, längerem Stehen, nach exzessivem Sport, bei Kälte, in Stress-Situationen, vor oder nach dem Wasserlassen und dem Stuhlgang. Und dann gibt es Frauen, die immer Schmerzen haben.

Diese Schmerzen können zum Beispiel im Unterbauch, in der Blase, um das Steißbein herum, im Po, tief innen drin in der Scheide, oberflächlich in der Vulva, an einer Vulva-Lippe oder an der Klitoris auftreten. Es gibt aber auch Schmerzen im Afterbereich, manchmal bis zum Steißbein hinziehend, zum Beispiel nach dem Stuhlgang oder als Krampf einfach wie aus »heiterem Himmel« auftretend, gern auch nachts oder aber auch nach längerem Stehen etc.

Die Schmerzen können unterschiedlich sein: Ein Brennen, Reißen, Stechen, Drücken, Bohren etc., tief innen drin oder außen. Manchmal ist auch die Schleimhaut bzw. die Haut betroffen, ist trocken, gerötet, wie entzündet.

Verspannungen im Beckenboden kann man sich vorstellen wie einen Spannungskopfschmerz, den viele Menschen kennen, oder wie einen verspannten Schulter-Nacken-Bereich, bei dem die gesamte Muskulatur zwischen Schulter und Kopf steinhart wird. Drückt man dann auf diese Muskeln, gibt es bestimmte Punkte, die besonders weh tun und häufig auch noch ausstrahlen, zum Beispiel in den Hinterkopf. Das sind sogenannte Trigger-Punkte: Verhärtete Stellen in der Muskulatur und im Bindegewebe, die nicht nur weh tun, sondern häufig auch in ganz anderen Bereichen des Körpers Schmerzen verursachen. Das gibt es auch im Beckenboden.

Unglaublich viele Frauen kennen Schmerzen zwischen den Beinen, es wird aber zu wenig darüber gesprochen!

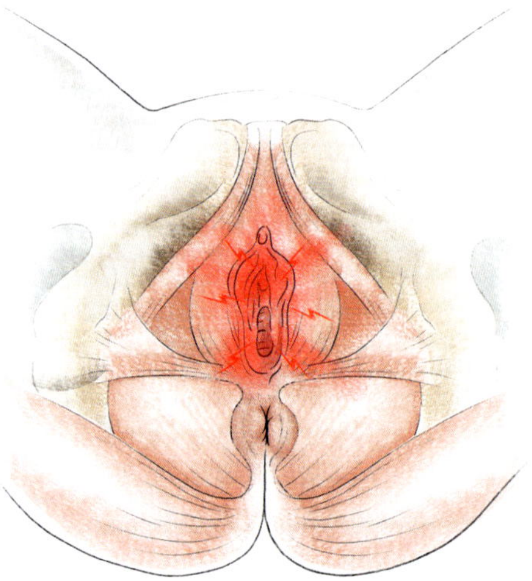

Geht es um Gefühllosigkeit, dann sprechen die meisten Frauen davon, dass sie kein Gefühl für ihre und in ihrer Scheide haben. Sie kennen keinen oder nur einen schwachen Orgasmus und fühlen wenig bei Berührung oder Penetration.

Warum soll denn da ein Beckenbodentraining gut sein, werden Sie sich vielleicht fragen? Nun, auch »Fühlen« will gelernt sein! Fast bei jedem Körperteil weiß frau, wie dieses sich anfühlt. Aber in ihrem Inneren? Eher selten! Die Klitoris, in diesem Fall wirklich die »Spitze des Eisbergs« (noch ist es einer), ist häufig noch bekannt, aber der Rest? Also: Gehen Sie auf Erkundungsreise, durchbluten Sie mit den Übungen Ihren Beckenboden und damit Ihr ganzes Inneres. Fassen Sie sich innen an – ohne jede Scheu – und lernen Sie »fühlen«: streichen, reiben, klopfen, drücken etc.

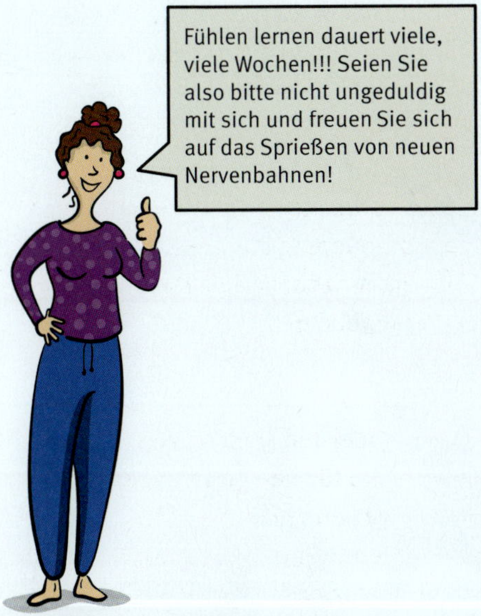
Fühlen lernen dauert viele, viele Wochen!!! Seien Sie also bitte nicht ungeduldig mit sich und freuen Sie sich auf das Sprießen von neuen Nervenbahnen!

Warum ich das alles unter einem Punkt zusammenfasse? Weil Sie für alles die gleichen Übungen machen können, um etwas Wunderbares für sich zu erfahren: Entspannung im Becken.

Übrigens: Männer können ebenfalls Schmerzen, Verspannungen und Drang haben, das ist ausnahmsweise nicht nur uns Frauen vorbehalten.

Habe ich das auch? Wenn Sie bei der Beschreibung der obengenannten Symptome gedacht haben: »Ja, das kenne ich«: Ja!

Sollte ich mit meiner Ärztin sprechen?
Ja, das sollten Sie in jedem Fall. Die Ärztin wird Sie nicht von sich aus fragen, ob Sie solche Beschwerden haben, also sprechen Sie es bitte an. Auch hier gilt: Unsere medizinische Versorgung muss in diesem Bereich unbedingt besser werden; das kann sie aber nur, wenn sich mehr Ärztinnen und Ärzte mit diesem Thema auseinandersetzen. Dann können Sie mit Ihrer Ärztin gemeinsam überlegen, ob Sie erst einmal in Eigenregie trainieren, sich Hilfe bei einer qualifizierten Physiotherapeutin (Adressen im Anhang) holen oder welche Möglichkeiten es außerdem für Sie gibt.

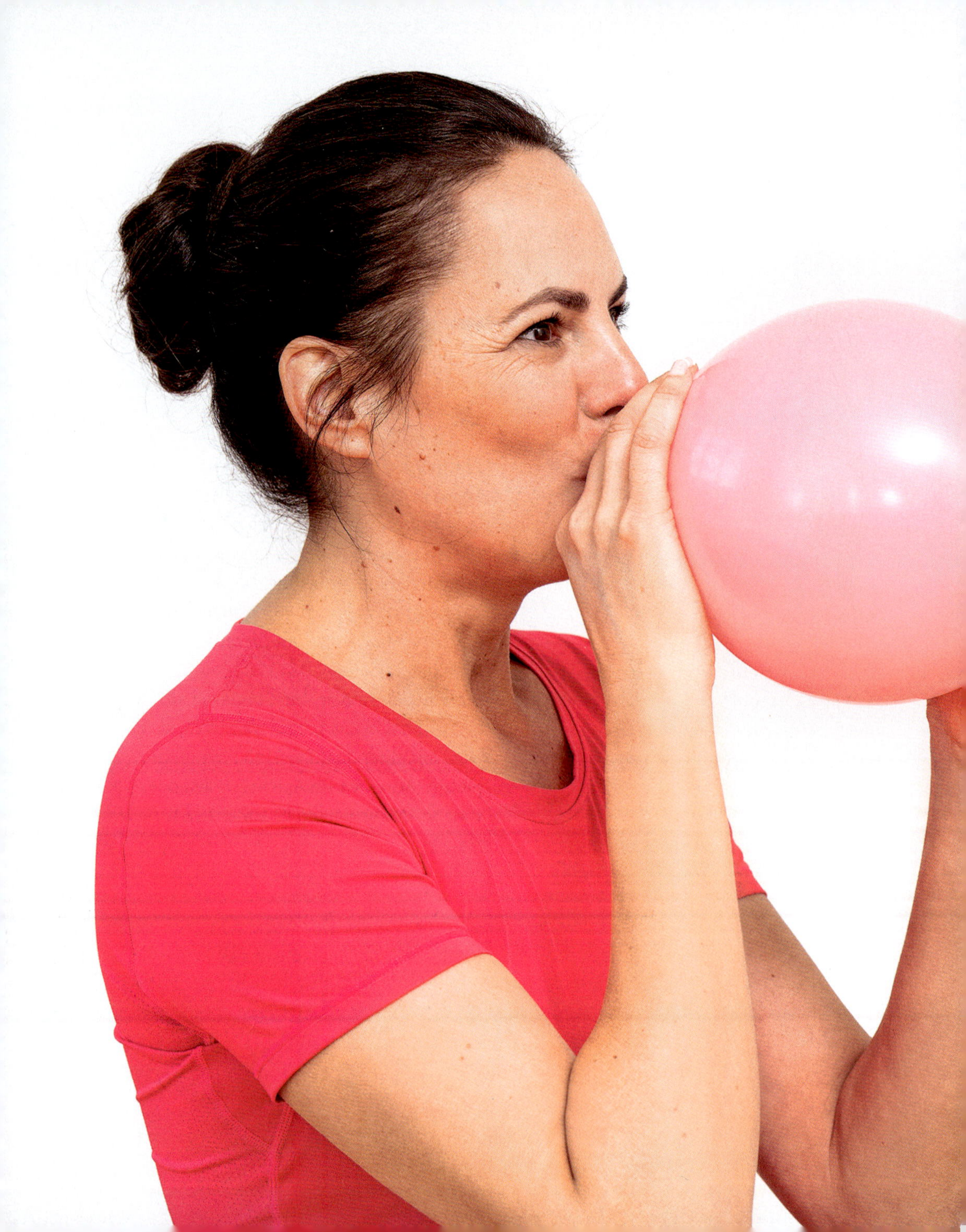

Ihr Beckenboden-training

Genug der Theorie – widmen wir uns der Praxis. Wählen Sie aus den folgenden Trainingsplänen das für Sie passende Programm und beginnen Sie am besten noch heute!

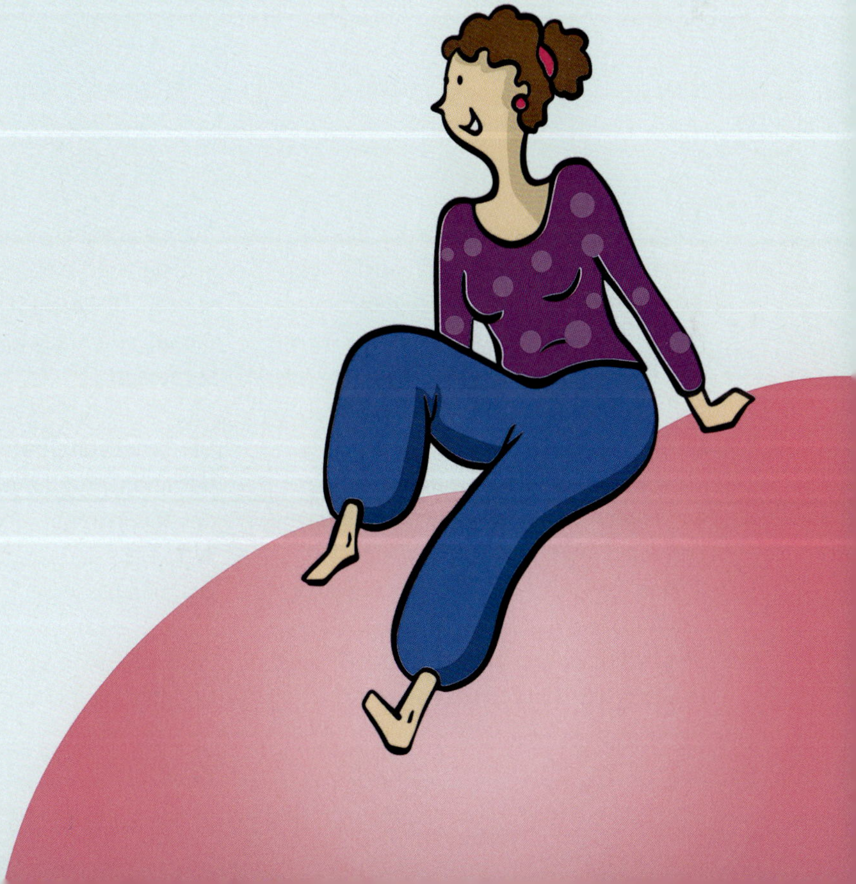

Ihr Trainingsplan

Die meisten Frauen haben nur ein bis zwei der drei großen Beschwerdebilder: Belastungsinkontinenz, Senkung, Drang/Schmerz. Starten Sie mit Ihrem Hauptthema.

Beginnen Sie mit dem Thema, das Sie am meisten belastet. Das gilt auch, wenn Sie sich bei zwei Beschwerdegruppen angesprochen fühlen, also sozusagen »Läuse und Flöhe« haben: Wägen Sie ab, was Sie mehr beeinträchtigt. Nach 12 Wochen überlegen Sie, ob Sie noch einmal 12 Wochen Training für Ihr zweites Thema aufwenden oder sich nur einige Übungen aus dem zweiten Thema herauspicken. Sollten Sie tatsächlich alle drei Beschwerdebilder, also »Läuse, Flöhe und Motten«, gleichzeitig haben, gilt genau das Gleiche: In den ersten 12 Wochen das größte Thema angehen, dann einen neuen Status erheben und mit dem nächsten Problem starten. Vielleicht hat sich dieses durch das allgemeine Training sowieso schon verbessert.

Die Grundstabilisationsübungen (»Stabilisationsprogramm«, Seite 108) und die Alltagstipps (»Beckenboden to go«, Seite 126) sind für alle drei Beschwerdegruppen passend.

Bitte schreiben Sie sich Tag 1 (Trainingsbeginn), Tag 42 (Mitte des Trainings) und

Beispiel für ein Symptomtagebuch

Hauptsymptome			
Symptom	**Tag 1 (Stärke 0–10)**	**Tag 42 (Stärke 0–10)**	**Tag 84 (Stärke 0–10)**
Harn-Inkontinenz	9	7	4
Rückenschmerzen	5	5	3
Spüre nichts beim Sex	8	5	4
Beckenbodentest			
	Tag 1	**Tag 42**	**Tag 84**
Ergebnis (0—5)	1	3	4

Tag 84 (Trainingsende) in Ihren Kalender. Notieren Sie an Tag 1 für die drei Hauptsymptome, die Sie als störend empfinden, jeweils einen Wert von 1 = wenig störend bis 10 = maximal störend. Bitte vergleichen Sie nach 6 und 12 Wochen, was sich getan hat.

Das Beispiel oben zeigt, wie das am Ende aussehen könnte. Im Trainingstagebuch (Seite 130) am Ende des Buchs finden Sie jeweils eine Vorlage für Ihr persönliches Symptomtagebuch.

Warum 12 Wochen? Weil Muskeln einfach so lange brauchen, um kräftig und dehnfähig zu werden.

Wie fit sind Sie?

Machen Sie den Test, wie Sie Ihren Beckenboden anspannen können.

Bitte machen Sie es sich ganz in Ruhe und allein auf dem Sofa oder dem Bett mit erhöhtem Oberkörper bequem. Ohne Unterhose. Führen Sie einen Finger in Ihre Scheide, evtl. mit etwas Öl oder Gleitgel, falls Ihre Scheide trocken sein sollte. Nun versuchen Sie, mit Ihrer Scheidenmuskulatur Ihren Finger zu umfassen und gleichzeitig in Richtung Kopf hochzuziehen. Dabei bleiben der Po, der Bauch und der Rest des Körpers locker, der Atem fließt weiter. Spannen Sie die Muskeln für wenige Sekunden an. Erkunden Sie mit dem Finger auch das Innere der Scheide, vielleicht können Sie dort die Muskeln fühlen, die anspannen? Wenn nicht, ist das kein Grund zur Panik: Das kommt schätzungsweise bei 30 % aller Frauen vor. Und Sie wollen ja in Zukunft üben und Ihren Beckenboden kräftigen.

Hinweis: Frauen, die ihren Finger nicht einführen können, verzichten auf diesen Test und beginnen gleich mit Programm 3. Vielleicht wird dieser Test zu einem späteren Zeitpunkt möglich sein.

Ermitteln Sie Ihr Ergebnis und notieren Sie auch das Symptomtagebuch (Seite 23) für Tag 1, 42 und 84:

0 = gar keine Anspannung spürbar
1 = zartes Zucken
2 = schwacher Druck um den Finger
3 = Ihr Finger wird deutlich umschlossen.
4 = Ihr Finger wird deutlich umschlossen und dabei in den Körper hineingezogen.
5 = Sie können den Finger mit der Scheidenmuskulatur festhalten, obwohl Sie versuchen, ihn herauszuziehen.

Schluss mit der Scham!

Ich habe in diesem Buch das Wort »Schambein« durch das Wort »Charmebein« ersetzt, da ich mir wünsche, dass wir als Gesellschaft die Vorstellung hinter uns lassen, der Genitalbereich sei etwas, wofür wir Frauen uns schämen müssen. Veränderungen können auch durch sprachlichen Wandel angestoßen werden.

Übungsprogramm Kontinenz

Das Ziel dieses Programms: Die Muskeln sollen lernen, auftretende Druckerhöhungen im Bauchraum zum genau richtigen Zeitpunkt abzufangen.

Wie trainieren?

Die Übungen aus dem Übungsprogramm Kontinenz machen Sie bitte ab sofort täglich. Sie werden merken, dass das gar kein Problem ist, da Sie dafür maximal 2-mal 10 Minuten Minuten einplanen müssen. In der ersten Woche machen Sie lediglich 2-mal täglich 10 Minuten lang die Übungen im Liegen (Übungen 1–4), ab Woche 2 nur noch 1-mal täglich die Übungen im Liegen, zusätzlich fügen Sie noch 1-mal täglich 10 Minuten eine Auswahl der Übungen 5–11 hinzu. Eine Auswahl der Übungen aus dem Stabilisationsprogramm (Seite 108) machen Sie möglichst 3-mal pro Woche im Liegen auf der Matte oder auf einem weichen Teppich (Dauer: ca. 20–30 Minuten).

Brauche ich Hilfsmittel?

Ja, Sie brauchen einen Stuhl oder Hocker mit einer geraden, festen Sitzfläche. Außerdem ein Paar Socken, ein dickes Polsterkissen und einen Luftballon (alternativ einen Strohhalm). Dann noch ein Gleitgel oder ein angenehm riechendes Öl: Dafür bietet sich ein Oliven- oder Kokosöl an, das man eh in der Küche stehen hat, alternativ aber auch ein Granatapfelsamen-Öl, das zusätzlich pflanzliche Östrogene enthält, die wir Frauen spätestens ab 40 (aber auch in der Stillzeit) immer brauchen. Ein Spiegel zum optischen Check ist praktisch, ideal ist ein kleiner Kosmetikspiegel, der allein stehen kann. Außerdem brauchen Sie eine Matte für Übungen am Boden. Es lohnt sich, in eine gute Matte zu investieren. Wählen Sie eine mit mindestens 1 cm Dicke, um bequem üben zu können.

Für alle Übungen sollten Sie (zumindest am Anfang) eine bequeme weiche Hose anhaben, so weich, dass Sie hindurchfühlen und Ihren Beckenboden bei Bedarf tasten können.

Muss ich immer alle drei Schnürmuskeln trainieren?

Zu Anfang machen Sie bitte die Übungen für alle drei Schnürmuskeln – Harnröhren-, After- und Scheidenmuskel, also die Übungen 1–4. Sobald Sie diese Muskeln einigermaßen unterscheiden und bewusst aktivieren und ansteuern können, üben Sie nur noch mit dem Muskel, der Ihnen Probleme bereitet. Bei Harninkontinenz trainieren Sie nur den Harnröhrenschließmuskel und bei Wind- oder Stuhlinkontinenz nur noch den Afterschließmuskel. Sollten Sie Ihren Harnröhrenschließmuskel gar nicht spüren, nehmen Sie die Übung für die Scheide und sobald Sie etwas Gespür für den Harnröhrenschließmuskel bekommen, üben Sie mit ihm weiter.

Vorbereitung

Strecken Sie Ihren linken Zeigefinger vor sich aus, so dass die Spitze zur Decke zeigt. Umfassen Sie ihn mit Ihrer rechten Hand diesen Zeigefinger, schnüren Sie

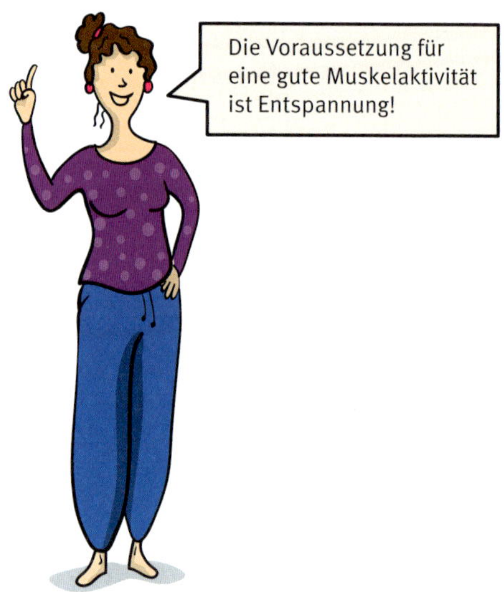

ihn rundherum ein und ziehen Sie ihn sanft zur Zimmerdecke. Den rechten Arm lassen Sie dabei locker. So wie Ihre rechte Hand arbeitet ein Schließmuskel.

Spannen Sie jetzt Ihren rechten Arm kräftig an und schnüren Sie gleichzeitig noch einmal mit der rechten Hand den linken Zeigefinger. Ging das besser? Nein, oder? Die rechte Hand kann viel besser schnüren, wenn der Arm locker ist. Ähnlich verhält es sich mit den Schließmuskeln. Sie arbeiten besser, wenn der Po und der Bauch locker sind. Fazit: Bitte sanft und ruhig mit den Übungen beginnen. Wer zu viel will, verspannt und verkrampft und erreicht das Gegenteil von dem, was sie will. Spüren Sie bewusst und setzen Sie sich nicht unter Druck.

Üben ohne Po

Viele Frauen sind sich nicht sicher, ob sie wirklich mit den richtigen Muskeln üben, weil man nicht so richtig »etwas merkt«. Lassen Sie sich nicht irritieren. Ich empfehle Ihnen folgendes: Spannen Sie beide Pobacken kräftig an. Merken Sie, wie sie von der Sitzfläche hochgehoben werden? Spannen Sie nur Ihre rechte Pobacke an. Dann die linke. Auch dabei spüren Sie eine Bewegung und könnten sie auch von außen sehen. Ebenso wenn Sie Ihren Bauch mal kräftig nach innen ziehen. Ganz anders ist es mit der Beckenbodenmuskulatur: Sie arbeitet völlig unsichtbar. Nur wenn Sie nackt sind, könnten Sie von außen ein Einziehen des Dammes oder der Öffnungen sehen. Machen Sie sich also keine Gedanken, wenn die Muskelbewegung beim Üben speziell am Anfang fast gar nicht zu bemerken sind. Lassen Sie sich nicht in Versuchung führen, durch Anspannen des Pos für »mehr Action« zu sorgen, das ist nicht das Ziel. Die kleinen Bewegungen sind die, um die es geht.

Fit im Büro

Dieses Label kennzeichnet alle Übungen, mit denen Sie Ihren Beckenboden ganz unbemerkt zwischendurch am Schreibtisch trainieren können.

1 Den Harnröhrenschließmuskel entdecken

» »Nur was ich fühle, kann ich beeinflussen.« Nach diesem Motto gehen wir vor.

Ausgangsstellung: Sorgen Sie dafür, dass Sie ungestört sind. Die Übung findet im Liegen statt, ohne Unterhose. Legen Sie sich einige Kissen unter den Rücken, so dass Sie mit erhöhtem Oberkörper auf dem Rücken liegen.

Ausführung: Nehmen Sie ein Gleitgel oder ein angenehm riechendes Öl und verteilen Sie es auf Ihrer Vulva und auch ein wenig davon in der Scheide. Nun nehmen Sie Ihren Spiegel und betrachten Sie sich. Bitte mit liebevollem Blick! Begeben Sie sich zunächst auf die Suche nach Ihrer Harnröhre. Um die Öffnung sehen zu können, müssen Sie die Vulvalippen öffnen und evtl. das Gewebe um die Klitorisspitze etwas Richtung Bauchnabel ziehen. Das Löchlein, das Sie unterhalb der Klitorisspitze sehen, ist Ihre Harnröhre.

Nun beobachten Sie, was passiert, wenn Sie Ihre Muskeln so anspannen, als wollten Sie Ihren Harnstrahl stoppen. Versuchen Sie das mehrmals. Idealerweise sehen Sie eine Bewegung. Nun legen Sie einen Finger ganz zart von außen auf diese Harnröhrenöffnung und fühlen nach, ob Sie unter Ihrem Finger eine Bewegung spüren können, wenn Sie anspannen? Tock, tock, ganz zart? Falls das so ist: Prägen Sie sich das Gefühl ein. Wiederholen Sie das mal mit und mal ohne Finger. Falls nein: Nicht verzagen, das kommt. Üben Sie. Immer wieder.

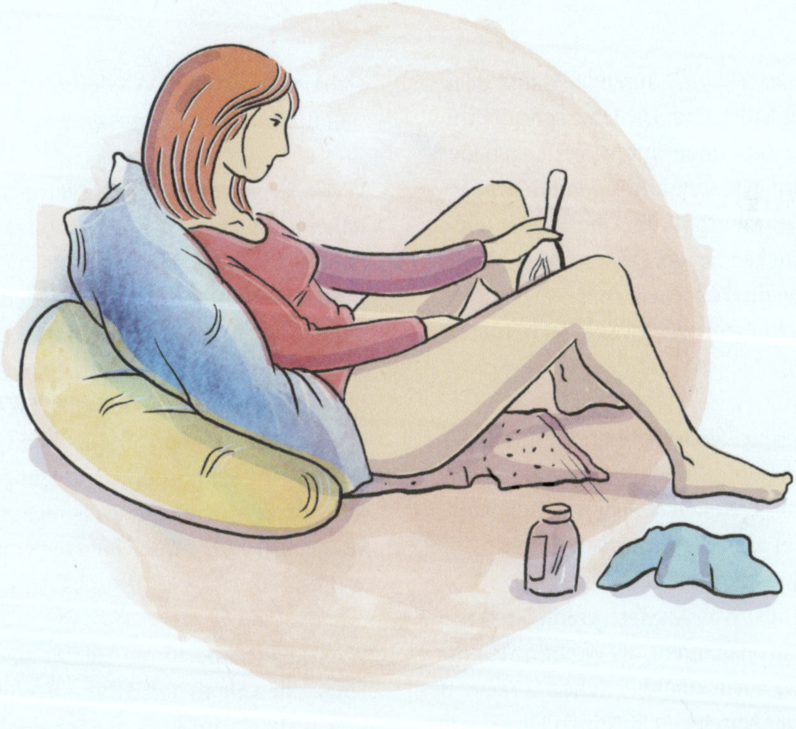

2 Den Afterschließmuskel entdecken

» Der erste Schritt zur Besserung ist, den entsprechenden Muskel konkret spüren und aktivieren zu können.

Ausgangstellung: Sorgen Sie dafür, dass Sie ungestört sind. Die Übung findet im Liegen statt, ohne Unterhose. Legen Sie sich einige Kissen unter den Rücken, so dass Sie mit erhöhtem Oberkörper auf dem Rücken liegen. Öffnen Sie mit Ihren Händen die Pobacken, so dass Sie Ihren Afterschnürmuskel im Spiegel betrachten können.

Ausführung: Sie sehen den Damm und darunter die Öffnung bzw. die Rosette des Afters. Vielleicht sehen Sie auch die ein oder andere Hämorrhoide, bläulichschwarze Ausbuchtungen neben dem Anus. Was passiert, wenn Sie Ihre Muskeln anspannen, als wollten Sie eine Blähung zurückhalten? Sehen Sie eine Bewegung? Nun legen Sie einen Finger ganz zart von außen auf diese Afteröffnung und fühlen nach, ob Sie unter Ihrem Finger eine Bewegung spüren können? Tock, tock, ganz zart? Falls das so ist: Prägen Sie sich das Gefühl ein. Wiederholen Sie das mal mit und mal ohne Finger.

Wenn Sie ganz mutig sind (keine Angst, dabei kann gar nichts passieren!!!), nehmen Sie sich etwas Gleitgel oder eine Creme (Bepanthen, Zinksalbe oder Ähnliches) und führen Sie den Finger ganz langsam und sanft ungefähr 1 cm tief in den Anus ein und wiederholen Sie das An- und Entspannen. Im Idealfall spüren Sie eine schnürende Bewegung, die den Finger hineinzieht. Falls nicht: Nicht verzagen, das kommt. Üben Sie einfach weiter.

Wichtig: Bitte berühren Sie mit einem Finger, den Sie in den After eingeführt haben, nicht Harnröhre oder Scheide, sondern waschen Sie sich davor erst die Hand – es besteht das Risiko von Infektionen mit Fäkalbakterien. Alternativ könnten Sie einen Fingerling oder Handschuh mit Gleitgel oder Salbe/Creme benutzen.

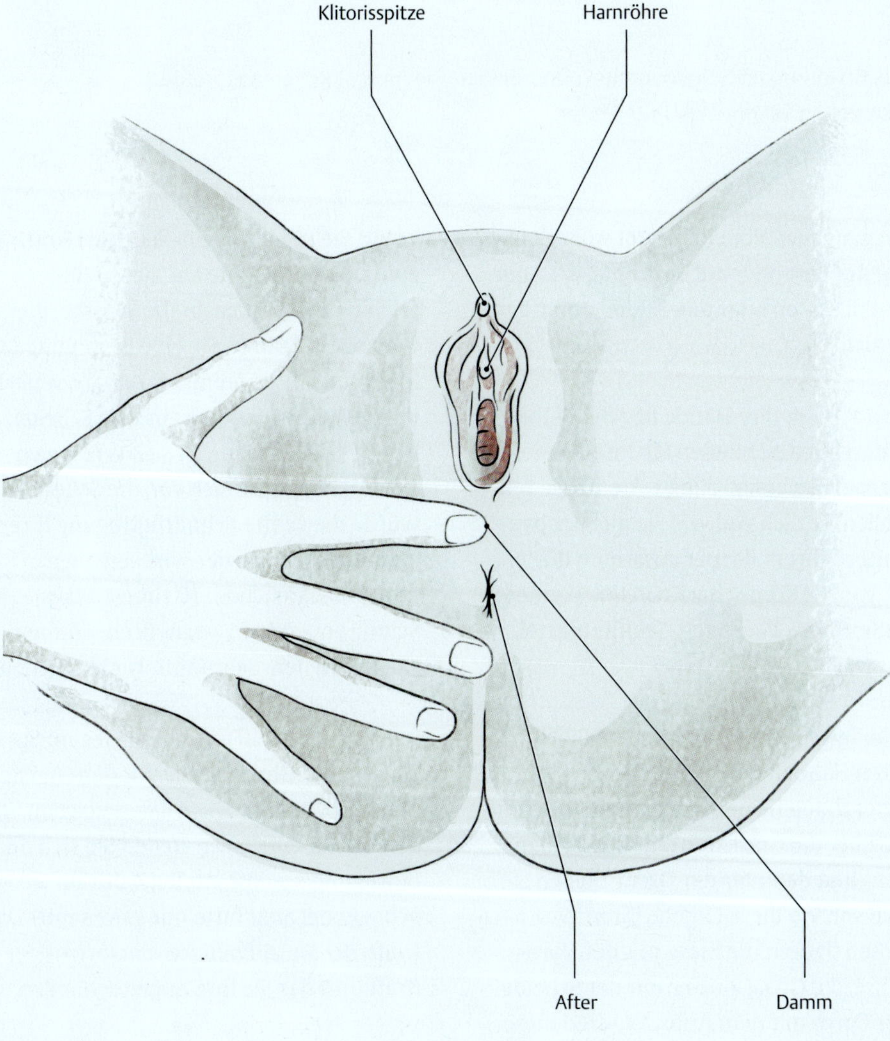
Klitorisspitze
Harnröhre
After
Damm

3 Schnürmuskeltraining: Scheide

» Das Erspüren der Scheidenmuskulatur haben Sie im Test schon ausprobiert. Jetzt gehen wir einen Schritt weiter.

Ausgangsposition: bekleidet in Rückenlage im Bett oder auf dem Sofa, evtl. mit einem Kissen oder einer Rolle unter den Beinen

Ausführung: Ihre Hände liegen auf Ihrem Unterbauch. Schließen Sie Ihre Augen. Machen Sie einige ruhige Atemzüge und stellen Sie sich vor, wie Sie alle Anspannung in Ihrem Körper ausatmen dürfen. Ihr ganzer Körper darf sich entspannen: Füße, Beine, Po, Bauch, Schultergürtel, Arme, Kopf.

Wandern Sie mit Ihren Gedanken zu Ihren Händen und stellen Sie sich vor, was unter ihnen liegt: die Blase, dahinter und darüber die Gebärmutter (falls vorhanden) und dahinter der Darm. Stellen Sie sich vor, wo diese Organe ihren Weg nach außen finden: die Blase mit der Harnröhre, die Gebärmutter mit der Scheide, der Darm mit dem Anus. Wo sind diese Öffnungen bei Ihnen?

Wenn Sie mögen, legen Sie eine Hand zwischen Ihre Beine auf diesen Bereich und fühlen nach: die Wärme, die Weichheit. Spüren Sie eine Bewegung im Rhythmus Ihres Atems? Das wäre super! Konzentrieren Sie sich auf Ihre Scheide. Wo ist sie? Wie lang ist sie? Wie weich ist sie? Stellen Sie sich vor, die Scheide würde die sanfte Schnürbewegung Ihrer rechten Hand aus der Vorbereitungsübung nachmachen. 10 ruhige Male. Schnüren – öffnen – schnüren – öffnen. Nur vorstellen. Sehr sanft. Nicht machen.

Häufigkeit: 2-mal täglich im Liegen; Sie können die Übung gerne vor dem Aufstehen und vor dem Einschlafen machen. In den ersten drei Tagen stellen Sie sich die Bewegung nur vor. Ab Tag 4 dürfen Sie »in echt« üben, aber bitte nur ganz sanft! Die Kraft, die Sie aufwenden, entspricht der Kraft, mit der Sie Ihre Augen schließen.

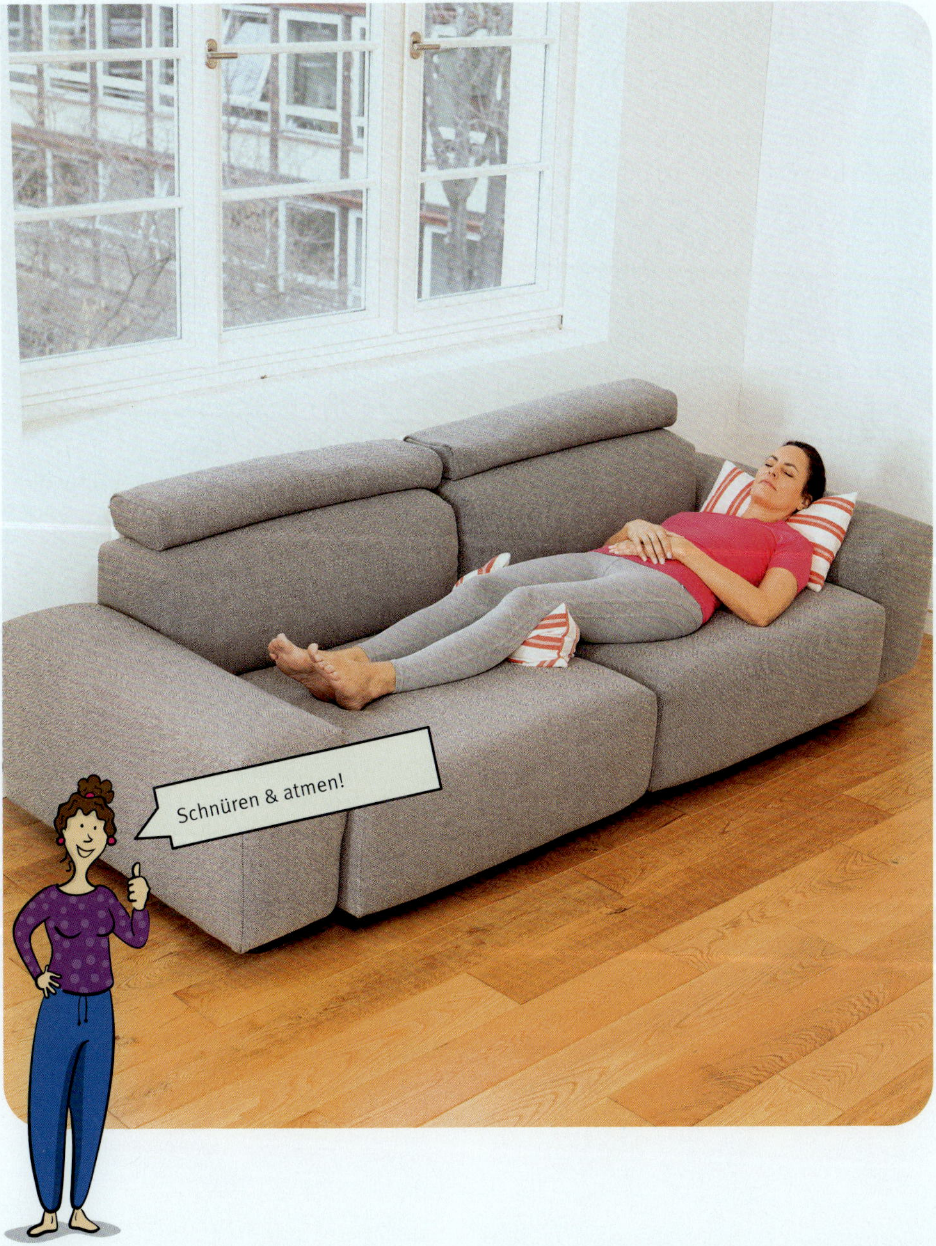
Schnüren & atmen!

4 Schließmuskeltraining: After und Harnröhre

» Die Schließmuskeln von After und Harnröhre sind wichtig für unsere Fähigkeit, unsere Ausscheidungen zu kontrollieren.

Ausgangsposition: bekleidet in Rückenlage im Bett oder auf dem Sofa, evtl. mit einem Kissen oder einer Rolle unter den Beinen

Ausführung: Führen Sie sich vor Augen, wo Ihr Afterschnürmuskel ist. Sie kennen ihn zumindest von außen: das »Po-Loch«. Die kleine Rosette darum herum ist schon Teil des Schnürmuskels. Stellen Sie sich vor, dieser Muskel macht eine schnürende Bewegung, 10 ruhige Male. Schnüren – öffnen – schnüren – öffnen. Nur vorstellen, nicht machen!

Dann kommt die Harnröhre. Jede Frau hat ihre Blase schon gefühlt, spätestens wenn sie voll ist und im Unterbauch drückt. Visualisieren Sie die Harnröhre, die unten aus der Blase herauskommt, und wo sie bei Ihnen sitzt. Und nun stellen Sie sich vor, dass der Schnürmuskel um die Harnröhre herum die sanfte Schnürbewegung Ihrer rechten Hand in Ihrer Vorbereitungsübung nachmacht. Es ist die Bewegung, die Ihr Schließmuskel macht, um den Urinstrahl anzuhalten. 10 ruhige Male: Schnüren – öffnen – schnüren – öffnen. Nur vorstellen. Sehr sanft. Nicht machen.

Zum Schluss räkeln Sie sich genüsslich und kommen entspannt in Ihrem Alltag an.

Häufigkeit: 2-mal täglich im Liegen; Sie können die Übung gerne vor dem Aufstehen und vor dem Einschlafen machen. In den ersten drei Tagen dürfen Sie diese Bewegung nicht machen, sondern sich die Bewegung nur vorstellen. Ab Tag 4 dürfen Sie »in echt« üben, aber bitte nur ganz sanft! Die Kraft, die Sie aufwenden, entspricht der Kraft, mit der Sie Ihre Augen schließen.

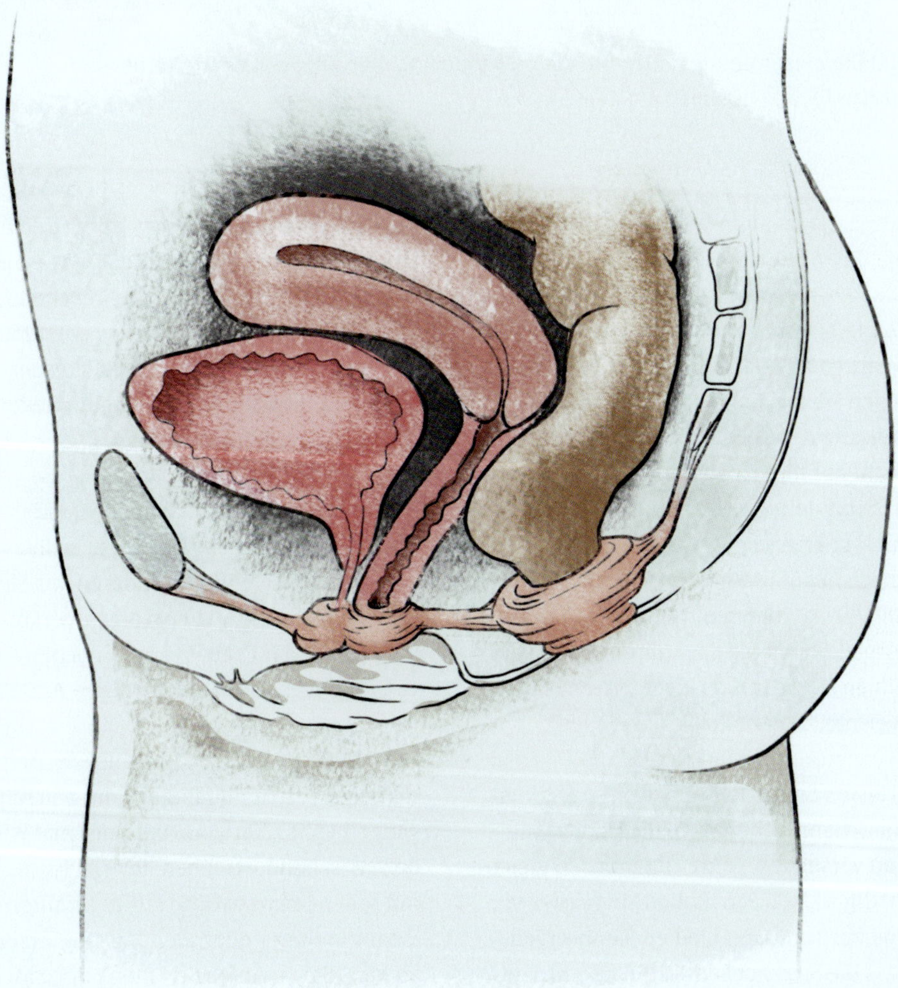

5 Sitzknochenpendel

» Mithilfe dieser Übung finden Sie die individuell richtige Sitzposition als Vorbereitung für alle Übungen auf dem Stuhl.

Ausgangsposition: Sitz auf einem Stuhl

Ausführung: Heben Sie eine Pobacke an und fassen Sie so unter die Pohälfte, dass Sie Ihren Sitzknochen ertasten können. Legen Sie die Fingerspitzen an die Innenseite des Knochens, dieser kann sich leicht auf Ihre Finger absenken. Wenn Sie sich mit dem Oberkörper etwas vor- und zurückneigen, spüren Sie, wie der Sitzknochen auf Ihren Fingern hin- und herrollt. Er hat eine schlittenkufenähnliche Form. Können Sie das spüren? Und was fühlen Sie an Ihren Fingerspitzen? Etwas Weiches? Das ist Ihr Beckenboden!

Ertasten Sie auch Ihren zweiten Sitzknochen. Dann nehmen Sie die Hände weg und versuchen, beide Sitzknochen gleichmäßig zu belasten. Rollen Sie wieder vor und zurück. Dann bleiben Sie so sitzen, dass die Sitzknochen weit nach vorn gerollt sind. Ihr Rücken ist jetzt ganz rund. Das ist belastend sowohl für die Bandscheiben/Wirbelgelenke als auch für die Organe, die Druck nach unten und vorne bekommen. Wenn Sie die Sitzknochen ganz nach hinten rollen lassen, entsteht ein Hohlkreuz, dadurch drückt sich der Bauch nach vorn und es entsteht wieder Druck in der Wirbelsäule.

Versuchen Sie dann, sich in der »goldenen« Mitte einzupendeln. Pendeln Sie auch von einer Seite zur anderen, bis Sie spüren, dass das Gewicht Ihres Oberkörpers gleichmäßig auf beiden Knochen verteilt ist.

Häufigkeit: 10-mal vor und zurück, 10-mal nach rechts und links. Dann aufrecht sitzen bleiben. Bitte auch immer mal wieder zwischendurch üben. Ihr Ziel ist es, mit jeder Übungswoche einige Minuten länger in dieser neutralen Haltung sitzen zu können. Zu Anfang reichen einige Minuten, später auch mal eine viertel oder halbe Stunde.

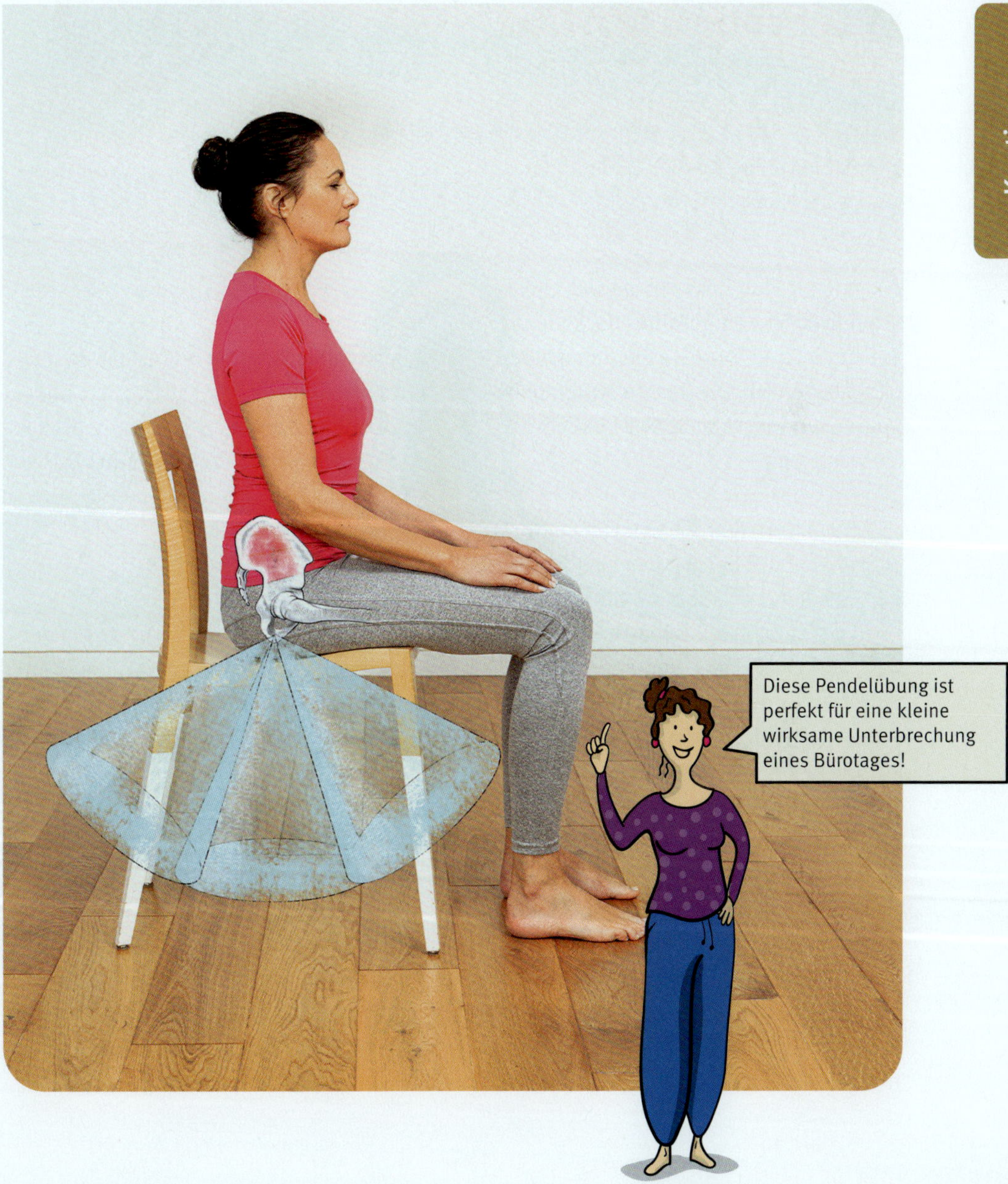
Diese Pendelübung ist
perfekt für eine kleine
wirksame Unterbrechung
eines Bürotages!

Fit im Büro

6 Lebendige Scheide: Training des Scheidenmuskels

» Sie üben gezielt gegen eine Schwäche der Scheidenmuskulatur an und tun gleichzeitig etwas für die Stabilität der Harnröhre.

Ausgangsstellung: Setzen Sie sich mit den Scheide auf ein aufgerolltes Sockenpaar auf einen Stuhl. Pendeln Sie sich auf den Sitzknochen ein. Die Socken helfen beim Spüren der Muskeln. Später können Sie sie weglassen.

Ausführung: Stellen Sie sich vor, wie Ihre Scheide auf den Socken platziert ist, wie der »Scheidenschlauch« in Ihnen nach oben geht und in die Gebärmutter mündet (oder endet, falls die Gebärmutter entfernt wurde). Nun strecken Sie Ihren linken Zeigefinger/Daumen mit der Spitze zur Decke vor sich aus. Umfassen Sie ihn mit Ihrer rechten Hand, schnüren Sie ihn gleichzeitig rundherum ein und ziehen Sie ihn sanft zur Zimmerdecke. Diese Bewegung soll Ihre Scheide nun machen, dabei müssen Sie gegen die Schwerkraft arbeiten. Ziehen Sie weg von den Socken nach oben und machen Sie dabei eine Schnürbewegung mit Ihren Scheidenmuskeln.

Häufigkeit:

Woche 2:

Beginnen Sie langsam und ruhig. 10-mal nur vorstellen, dann 2 Durchgänge mit je 10 Ausführungen, so zart es geht, bis zu 5 Sekunden halten. Zwischen den Durchgängen machen Sie eine kleine Pause.

Woche 3–12 – vier Varianten:

1. So zart wie möglich: 5 Sekunden halten, loslassen, 10-mal hintereinander wellenförmig ausführen.
2. Mit ca. 50 % der Maximalkraft: Sekunden wie Wochenzahl (Woche 2 = 2 Sekunden, Woche 3 = 3 Sekunden, usw.), 10 Wiederholungen.
3. So schnell und locker wie möglich: Anzahl Sätze wie Wochenzahl (Woche 2 = 2 Sätze etc.) zu je 10 Wiederholungen, zwischen den Sätzen kurze Pausen.
4. Mit voller Kraft: Wiederholungen wie Wochenzahl (Woche 2 = 2 Wiederholungen etc.), nur an jedem zweiten Tag.

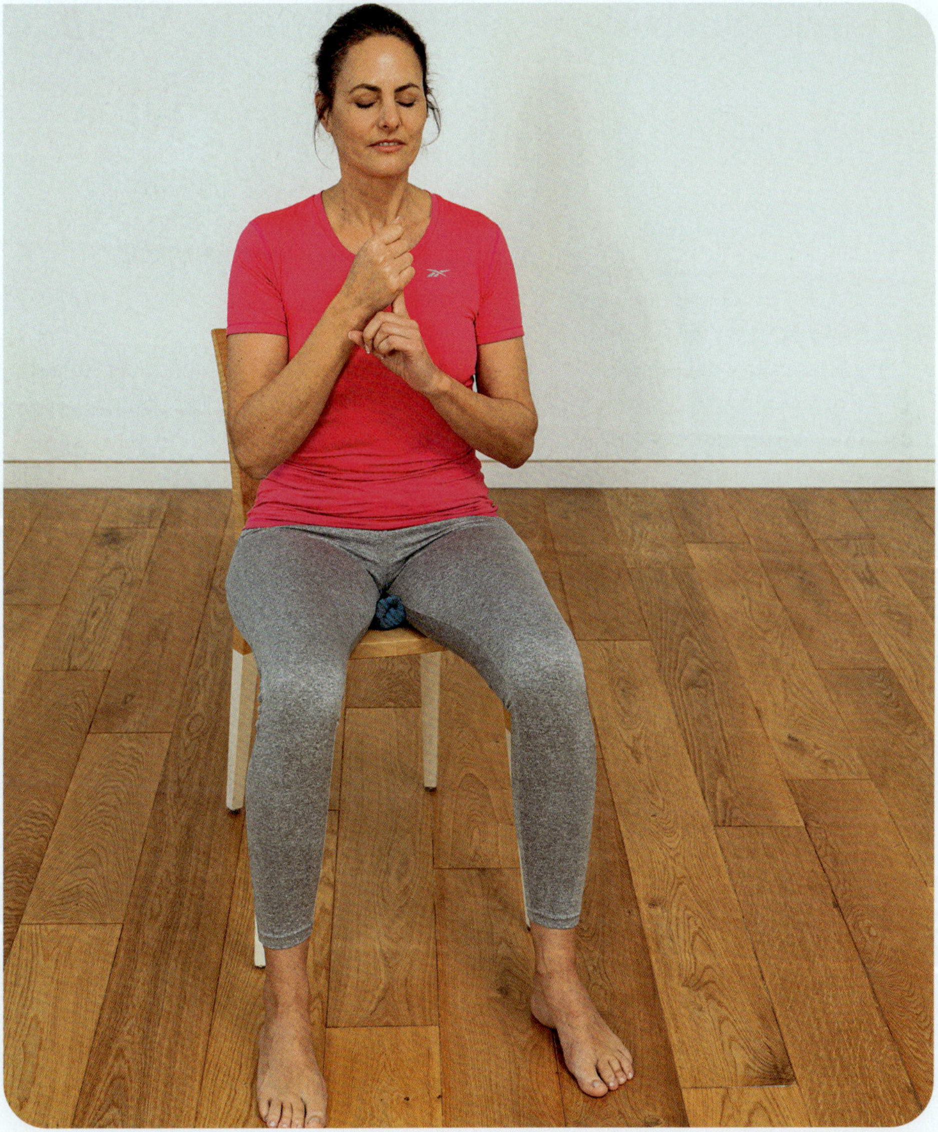

7 Training des Afterschließmuskels

» Mit dieser Übung können Sie gezielt an einer Schwäche des Afterschließmuskels arbeiten.

Ausgangsstellung: Platzieren Sie auf einem Stuhl sitzend ein Sockenknäuel so, dass Ihr Anus mittig darauf ruht.

Ausführung: Visualisieren Sie, wie Ihr Enddarm verläuft und wie der After von einem ca. 3 cm breiten Schnürmuskel umschlossen wird. Nun stellen Sie sich vor, eine kleine Blähung sitzt in Ihrem Darm und darf auf keinen Fall entweichen. Wie würde Ihr Muskel diese Blähung aufhalten? Mit welcher Kraft? Beachten Sie, dass die Bewegung genau unter der Haut beginnt, also ganz außen. Zur besseren Kontrolle strecken Sie wieder Ihren linken Zeigefinger/Daumen vor sich aus, so dass die Spitze zur Decke zeigt. Umfassen Sie mit Ihrer rechten Hand nur die Kuppe des Fingers und schnüren Sie ihn rundherum ein und ziehen Sie ihn sanft zur Zimmerdecke. Das ist die Bewegung, die Ihr Afterschnürmuskel nun machen soll

Häufigkeit:

Woche 2:

Beginnen Sie langsam und ruhig. 10-mal nur vorstellen, dann 2 Durchgänge mit je 10 Ausführungen, so zart es geht, bis zu 5 Sekunden halten.

Woche 3–12 – vier Varianten:

1. So zart wie möglich: 5 Sekunden halten, loslassen, 10-mal hintereinander wellenförmig ausführen.
2. Mit ca. 50 % der Maximalkraft: Sekunden wie Wochenzahl (Woche 2 = 2 Sekunden, Woche 3 = 3 Sekunden usw.), 10 Wiederholungen.
3. So schnell und locker wie möglich: Anzahl Sätze wie Wochenzahl (Woche 2 = 2 Sätze etc.) zu je 10 Wiederholungen, zwischen den Sätzen kurze Pausen.
4. Mit voller Kraft: Wiederholungen wie Wochenzahl (Woche 2 = 2 Wiederholungen etc.), nur an jedem zweiten Tag.

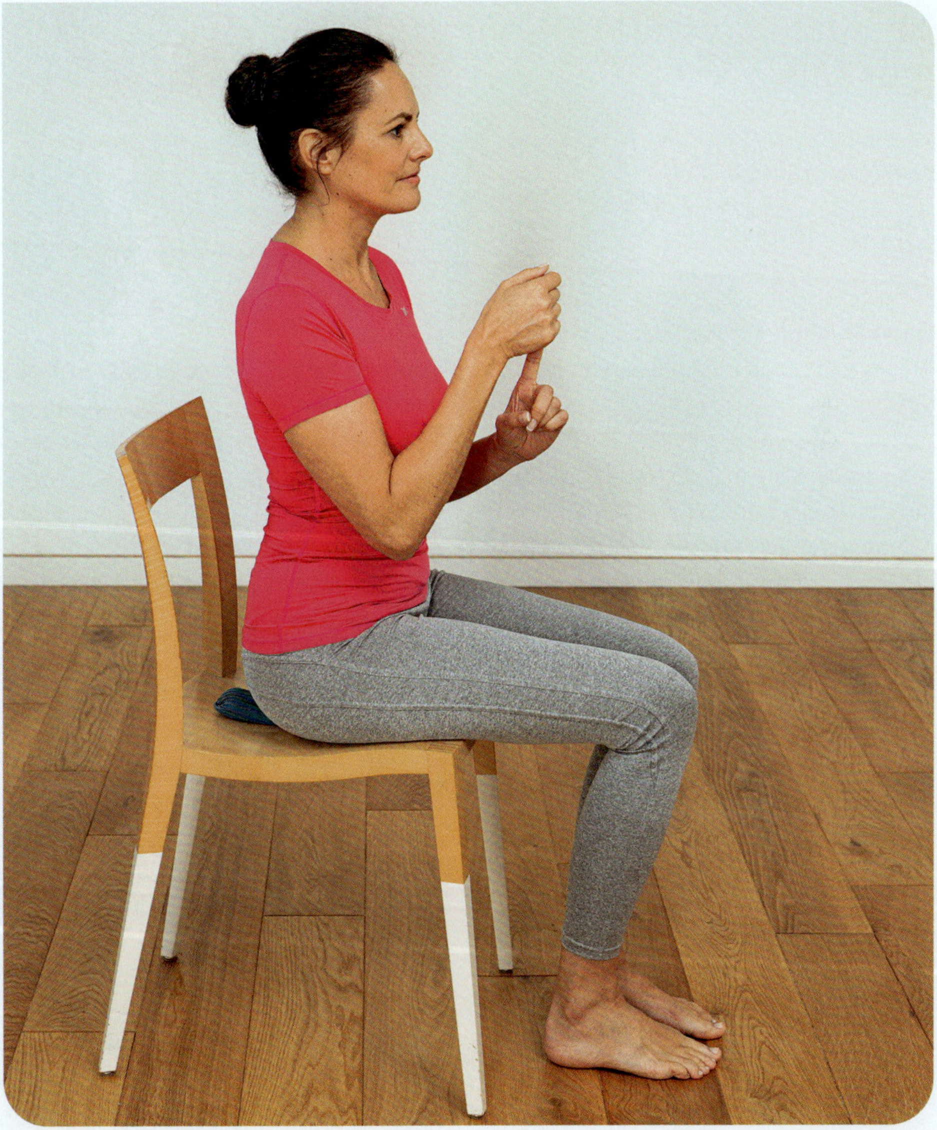

8 Training des Harnröhrenschließmuskels

» Es »tröpfelt« manchmal? Mit dieser Übung verbessern Sie eine Schwäche des Harnröhrenschließmuskels.

Ausgangsstellung: Platzieren Sie auf einem Stuhl sitzend ein Sockenknäuel so, dass es sich genau unter der Harnröhre befindet.

Ausführung: Stellen Sie sich vor, dass aus Ihrer Blase ein Tropfen Urin die Harnröhre hinunterkullert und Sie diesen Tropfen mit Ihrem Schnürmuskel aufhalten wollen. Mit der Kraft, die es für einen Tropfen braucht. Zur besseren Kontrolle strecken Sie wieder Ihren linken Zeigefinger vor sich aus, so dass die Spitze zur Decke zeigt. Umfassen Sie mit den Fingerspitzen Ihrer rechten Hand die Kuppe des Fingers und schnüren Sie ihn gleichzeitig rundherum ein und ziehen Sie ihn sanft zur Zimmerdecke. Das ist die Bewegung, die Ihr Harnröhrenschnürmuskel nun machen soll.

Häufigkeit:

Woche 2:

Beginnen Sie langsam und ruhig. 10-mal nur vorstellen, dann 2 Durchgänge mit je 10 Ausführungen, so zart es geht, bis zu 5 Sekunden halten.

Woche 3–12 – vier Varianten:

1. So zart wie möglich: 5 Sekunden halten, loslassen, 10-mal hintereinander wellenförmig ausführen.
2. Mit ca. 50 % der Maximalkraft: Sekunden wie Wochenzahl (Woche 2 = 2 Sekunden, Woche 3 = 3 Sekunden usw.), 10 Wiederholungen.
3. So schnell und locker, wie es geht: Anzahl Sätze wie Wochenzahl (Woche 2 = 2 Sätze etc.) zu je 10 Wiederholungen, zwischen den Sätzen kurze Pausen.
4. Mit voller Kraft: Wiederholungen wie Wochenzahl (Woche 2 = 2 Wiederholungen etc.), nur an jedem zweiten Tag.

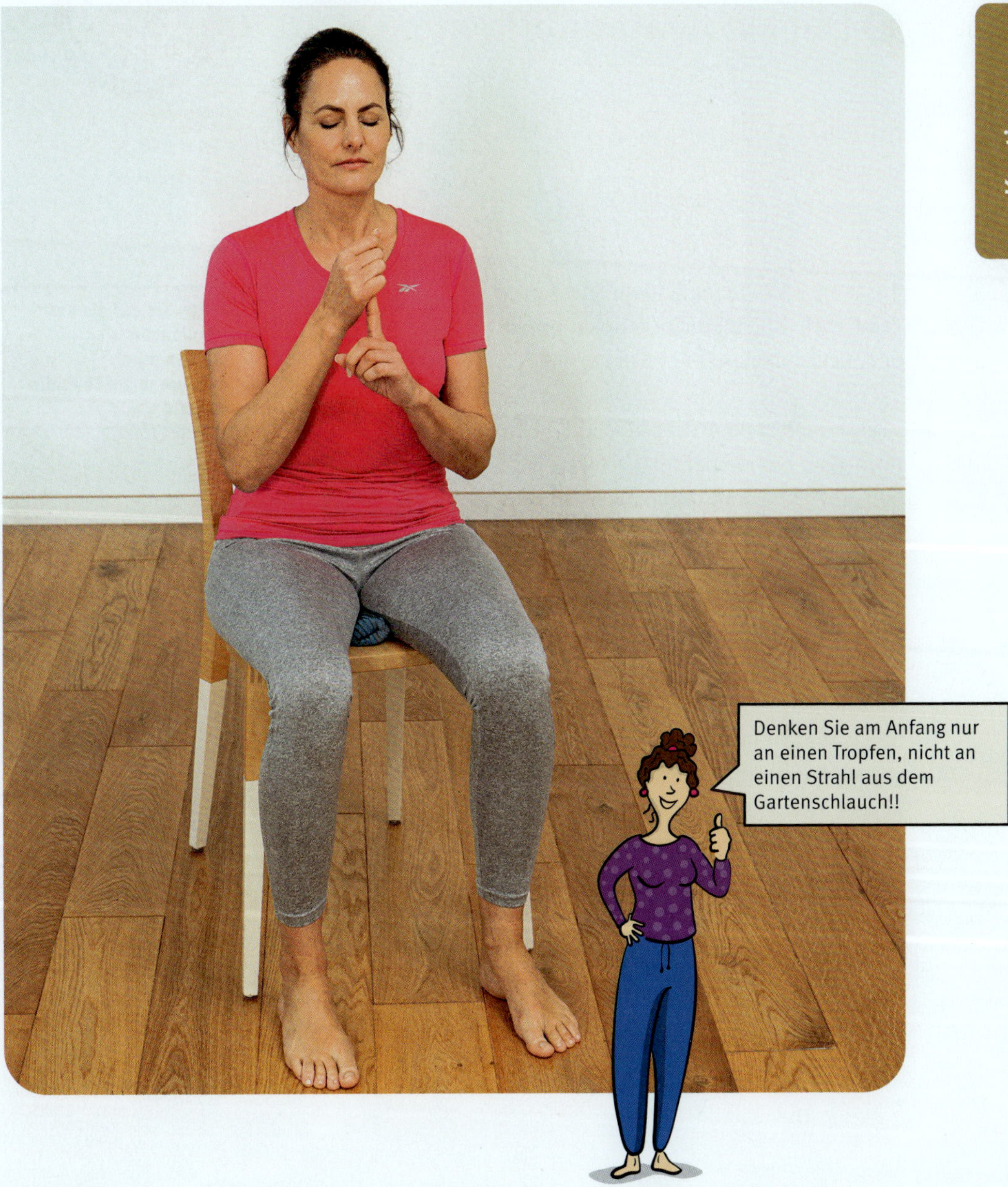
Denken Sie am Anfang nur an einen Tropfen, nicht an einen Strahl aus dem Gartenschlauch!!

9 Der kleine Harnröhrenrüssel

Fit im Büro

» Diese Übung hilft gezielt bei einer Schließmuskelschwäche.

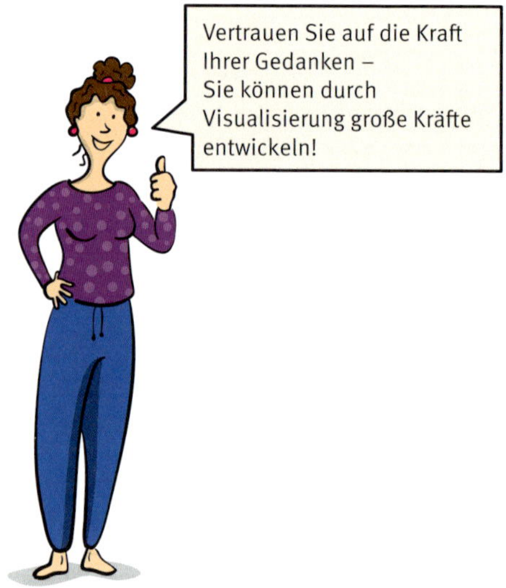
Vertrauen Sie auf die Kraft Ihrer Gedanken – Sie können durch Visualisierung große Kräfte entwickeln!

Ausgangsstellung: auf einem Stuhl sitzend, evtl. mit einem Sockenpaar unter dem Beckenboden

Ausführung: Stellen Sie sich vor, dass Ihre Harnröhre ein kleiner feiner Rüssel ist, der ganz entspannt durch die Sitzfläche des Stuhles hängt. Nun platzieren Sie gedanklich direkt unter der Harnröhre, eingelassen in den Stuhl oder darunter, eine kleine Schale mit warmem Wasser, der Rüssel taucht in das Wasser ein. Können Sie mit Ihrem kleinen Harnröhrenrüssel etwas Wasser in sich hochsaugen? Beginnen Sie zu spielen: ein Tröpfchen, ein ganzer Strahl, nur einen Zentimeter hoch, mehrere Zentimeter, langsam, schnell etc. Ihrer Fantasie sind keine Grenzen gesetzt.

Häufigkeit: Jederzeit nach Lust und Laune.

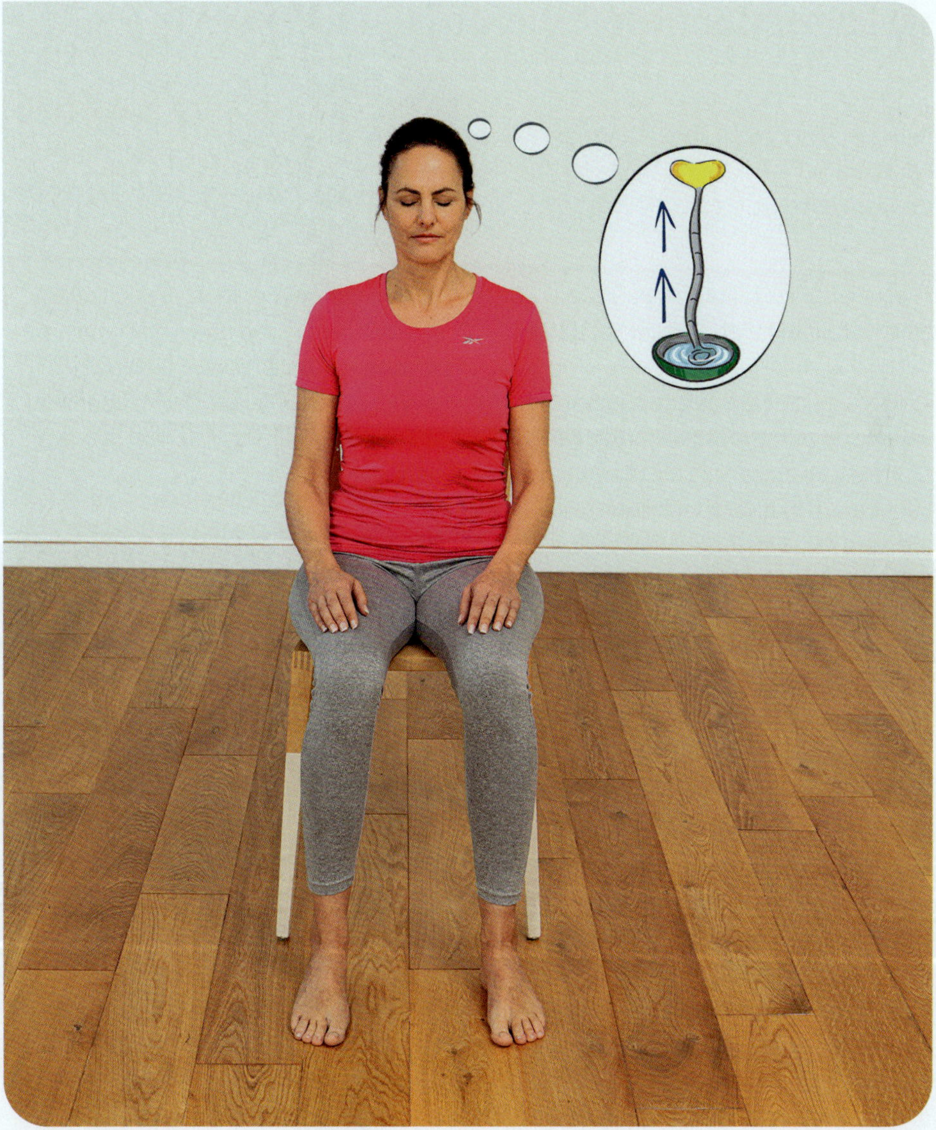

⑩ Luftballontraining

» Beim Hineinpusten in einen Luftballon kommt es zu einem Anstieg des Bauchraumdruckes, genau wie beim Husten, Lachen, Springen, Hüpfen, Gewichtheben etc.

Ausgangsstellung: aufrechter Sitz auf einem Stuhl mit einer harten Sitzfläche

Ausführung: Nehmen Sie sich einen Luftballon und pusten einmal kräftig hinein. Alternativ nehmen Sie einen Strohhalm oder pusten in Ihre geschlossene Faust. Spannen Sie beim Pusten nicht den Beckenboden oder den Bauch an. Was passiert? Genau, es drückt sich alles im Bauchraum und zwischen den Beinen nach unten und außen ❶. Wenn Sie nicht sicher sind, tasten Sie bitte nach, ob sich Ihr Beckenboden zwischen den Beinen nach außen wölbt.

Die Schließmuskulatur muss unter Belastung »dicht« und stabil bleiben. Das Hineinpusten in den Luftballon stellt eine solche Belastung dar, mit der wir gezielt üben können. Spannen Sie nun also bitte an, d.h., Sie heben, je nachdem, wo Ihr Problem ist, die Harnröhre, die Scheide oder den Anus (oder auch alles) an und pusten nur mit der Kraft in den Luftballon, mit der Sie von unten gegenhalten können ❷. Tasten Sie bei Bedarf wieder zwischen Ihren Beinen nach: Sie sollten spüren, dass sich Ihr Beckenboden nicht herauswölbt.

Häufigkeit: Je nach Lust und Laune, aber bitte mit vielen Varianten: Mal sehr sanft pusten und nur mit sehr wenig Kraft gegenhalten, mal mehr und mit entsprechend mehr Kraft gegenhalten, mal schnell, mal langsam etc.

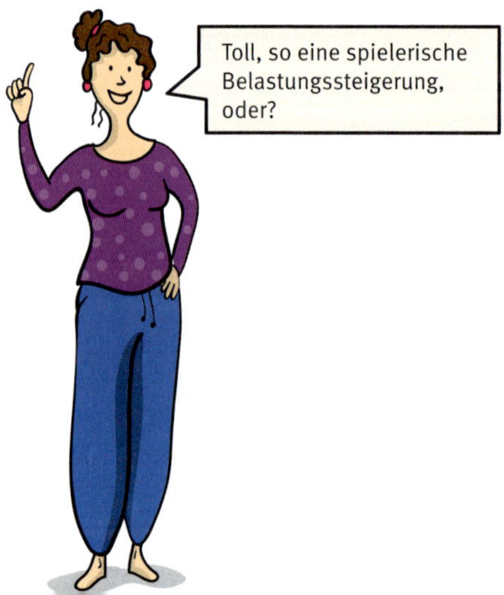

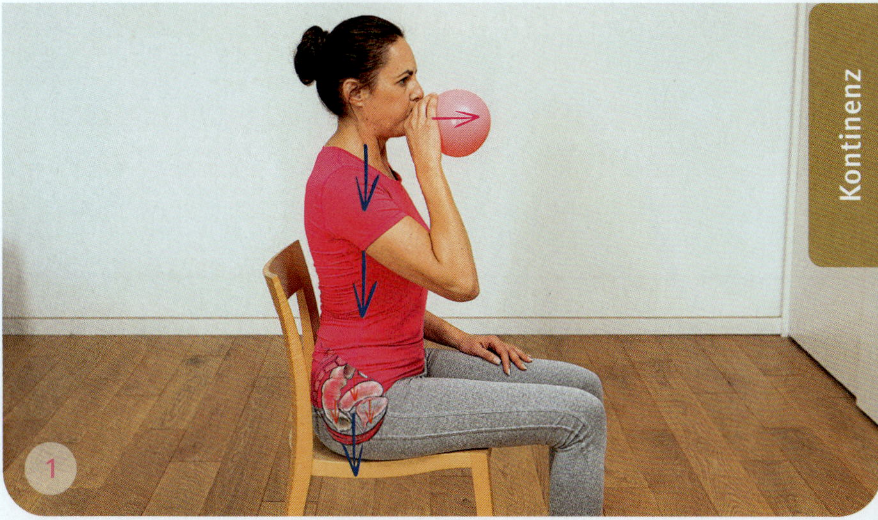
1

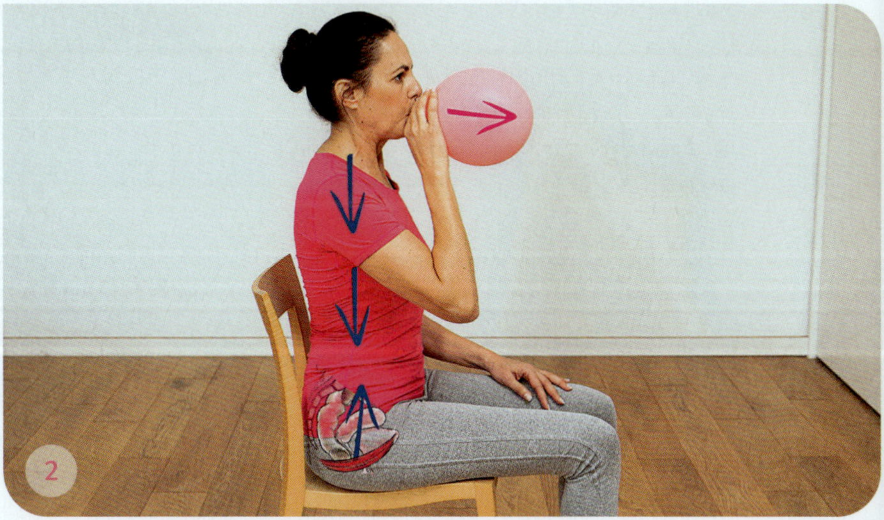
2

⑪ Beckenbodentanz

» Die Beckenbodenmuskulatur muss eine Meister-Koordinatorin sein – und genau das üben wir hier.

Ausgangstellung: Sie beginnen im Stand, die Füße etwas mehr als beckenbreit auseinander, die Knie etwas gebeugt.

Ausführung: Stellen Sie sich eine schöne Musik an und beginnen Sie, mit Ihrem Becken zu tanzen. Bewegen Sie Ihr Becken hin und her, zur Seite, nach vorn, nach hinten, rundherum, ganz so wie es Ihnen Spaß macht und so, dass nichts weh tut. Haben Sie mal eine Bauchtänzerin gesehen? Wie sich das Becken dieser Frauen scheinbar losgelöst vom Rest des Körpers bewegt und der Rock vor sich hin klirrt? Die Muskulatur Ihres Beckens wird dabei wunderbar durchblutet. Versuchen Sie ruhig einige Minuten durchzuhalten. Ihr Oberkörper und Ihre Beine gucken dabei scheinbar unbeteiligt nach vorn.

Dann nehmen Sie Ihre Beckenbodenmuskulatur mit dazu: Ist es möglich, sie im Takt der Musik anzuspannen und quasi mittanzen zu lassen? Spielerisch und leicht? Spüren Sie einen Unterschied beim Tanzen mit Beckenbodenmuskulatur? Probieren Sie es einfach aus und haben Sie Spaß! Ganz wichtig: Vergleichen Sie, nachdem Sie einige Wochen geübt haben, wie viel besser und koordinierter es inzwischen geht.

Häufigkeit: Je nach Lust und Laune, gern einfach mal zwischendurch, auch als kleine Aktivierung bei längerem Stehen.

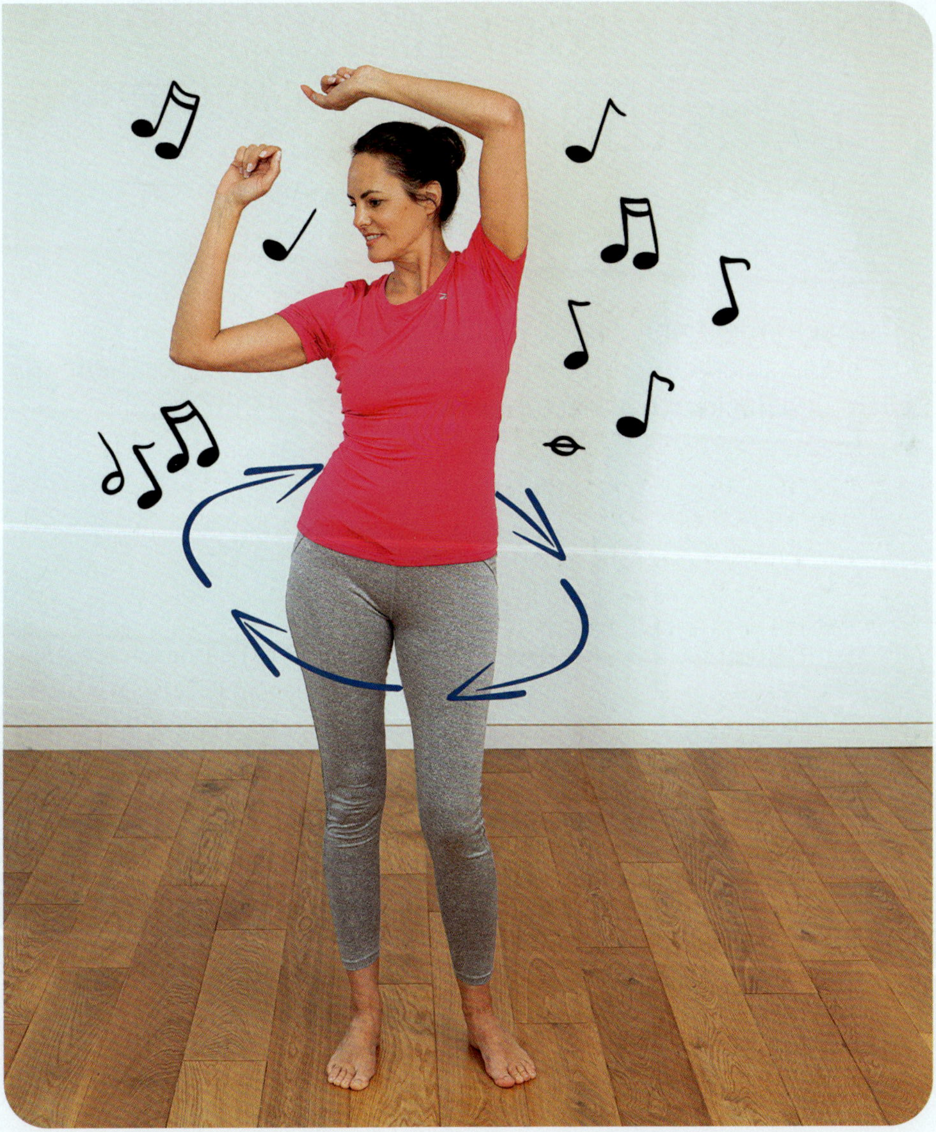

Übungsprogramm »Entlastung«

Ziel dieses Programmes ist, schädliche Belastungen für den Beckenboden zu erkennen, zu minimieren und mit den Beckenboden-, Bauch- und Rückenmuskeln besser abfangen zu können.

Wie trainieren?

Die Entlastungsposition (Seite 56) aus dem Übungsprogramm »Entlastung« (Übung 3) nehmen Sie bitte in den nächsten zwei Wochen täglich für mindestens 20 Minuten ein. Sie werden merken, dass das gar kein Problem ist, da sie so angenehm und gleichzeitig entspannend ist. In dieser Position üben Sie dann im Anschluss noch 10 Minuten die Übung 4, »Beckenrollen« (Seite 58).

In den Wochen 3–12 nehmen Sie die Entlastungsposition bei Bedarf ein, in jedem Fall aber nach einem langen Tag, an dem Sie viel gestanden oder, noch schlimmer für den Beckenboden, womöglich getragen haben. Zusätzlich machen Sie ab der dritten Woche täglich jeweils 10 Minuten die Übungen im Liegen (1 und 2 und 4–6) und 10 Minuten die Übungen im Sitzen (7–11) aus dem Entlastungsprogramm.

Eine Auswahl von Übungen aus dem Stabilisationsprogramm (Seite 108) machen Sie zusätzlich möglichst dreimal in der Woche. Sie finden im Liegen auf der Matte oder einem weichen Teppich statt und sollen ca. 20–30 Minuten dauern.

Brauche ich Hilfsmittel?

Ja, Sie brauchen einen Stuhl oder Hocker mit einer geraden, festen Sitzfläche. Außerdem benötigen Sie ein Paar Socken, ein dickes Polsterkissen und einen Spiegel, idealerweise einen kleinen Kosmetikspiegel, der allein stehen kann. Dann noch ein Gleitgel oder ein angenehm riechendes Öl: Dafür bietet sich ein Oliven- oder Kokosöl an, das man ohnehin in der Küche stehen hat, alternativ aber auch ein Granatapfelsamen-Öl, das zusätzlich pflanzliche Östrogene enthält, die wir Frauen spätestens ab 40 (aber auch in der Stillzeit) immer brauchen. Üben Sie in einem Raum, in dem es eine leere Wand gibt. Zu guter Letzt brauchen Sie einen aufblasbaren Pilates-Ball mit 22 cm Durchmesser und eine Matte für die Übungen am Boden. Es lohnt sich, in eine gute Matte zu investieren. Wählen Sie eine mit mindestens 1 cm Dicke, um bequem üben zu können.

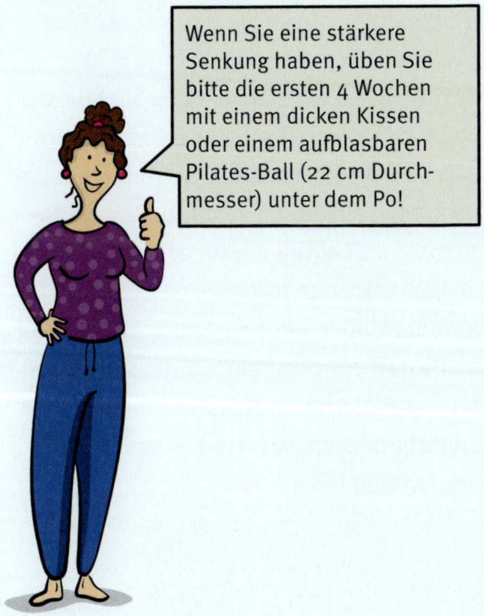
Wenn Sie eine stärkere Senkung haben, üben Sie bitte die ersten 4 Wochen mit einem dicken Kissen oder einem aufblasbaren Pilates-Ball (22 cm Durchmesser) unter dem Po!

Für alle Übungen sollten Sie (zumindest am Anfang) eine bequeme weiche Hose anhaben, so weich, dass Sie hindurchfühlen und Ihren Beckenboden bei Bedarf tasten können.

1 Die Blase und die Gebärmutter finden

» Viele Frauen haben wenig Gespür für ihr »Innenleben« und können Muskeln daher nicht bewusst ansteuern. Bitte sein Sie geduldig, wenn sich beim Ausprobieren am Anfang nichts bewegt.

Ausgangsstellung: Sorgen Sie dafür, dass Sie ungestört sind. Legen Sie sich einige Kissen unter den Rücken, so dass Sie mit erhöhtem Oberkörper auf dem Rücken liegen können. Sie brauchen einen Hand- oder Kosmetikspiegel. Nehmen Sie Ihr Gleitgel oder Öl und verteilen Sie es auf der Vulva und auch etwas in der Scheide.

Ausführung: Ziehen Sie sanft die Vulvalippen auseinander, so dass Sie den Eingang zur Scheide sehen können. Schauen Sie auch zum Vergleich auf die Zeichnung auf der nächsten Seite. Nun führen Sie Ihren Mittelfinger in die Scheide ein, und zwar so, dass die Innenseite des Fingers Richtung Charmebein zeigt. An der Fingerspitze oben können Sie evtl. den Muttermund fühlen; das ist eine feste Struktur, die sich wie eine etwas unreife, knubbelige Pflaume anfühlt.

Wenn Sie mit der inneren Fingerseite nun Richtung Charmebein fühlen, liegt der Finger an der sogenannten vorderen Scheidenwand. Mit der Fingerkuppe können Sie etwas Weiches spüren, das ist Ihre Blase. Nun spannen Sie Ihren Beckenboden so an, als wollten Sie Ihre Blase im Körper in Richtung Kopf ziehen. Im Idealfall spüren Sie unter Ihrer Fingerinnenseite einen kleinen Sog. Wiederholen Sie das einige Male. Sie können auch als Hilfestellung das Gewebe ganz zart in die richtige Richtung schieben und versuchen, es dort zu halten. Prägen Sie sich dieses Gefühl ein für alle Übungen, die Sie später angezogen machen. Der Po und der Bauch bleiben passiv und helfen nicht nach. Dieses Spürübung sollten Sie immer mal wieder machen, auch mal zwischendurch, wie zum Beispiel unter der Dusche.

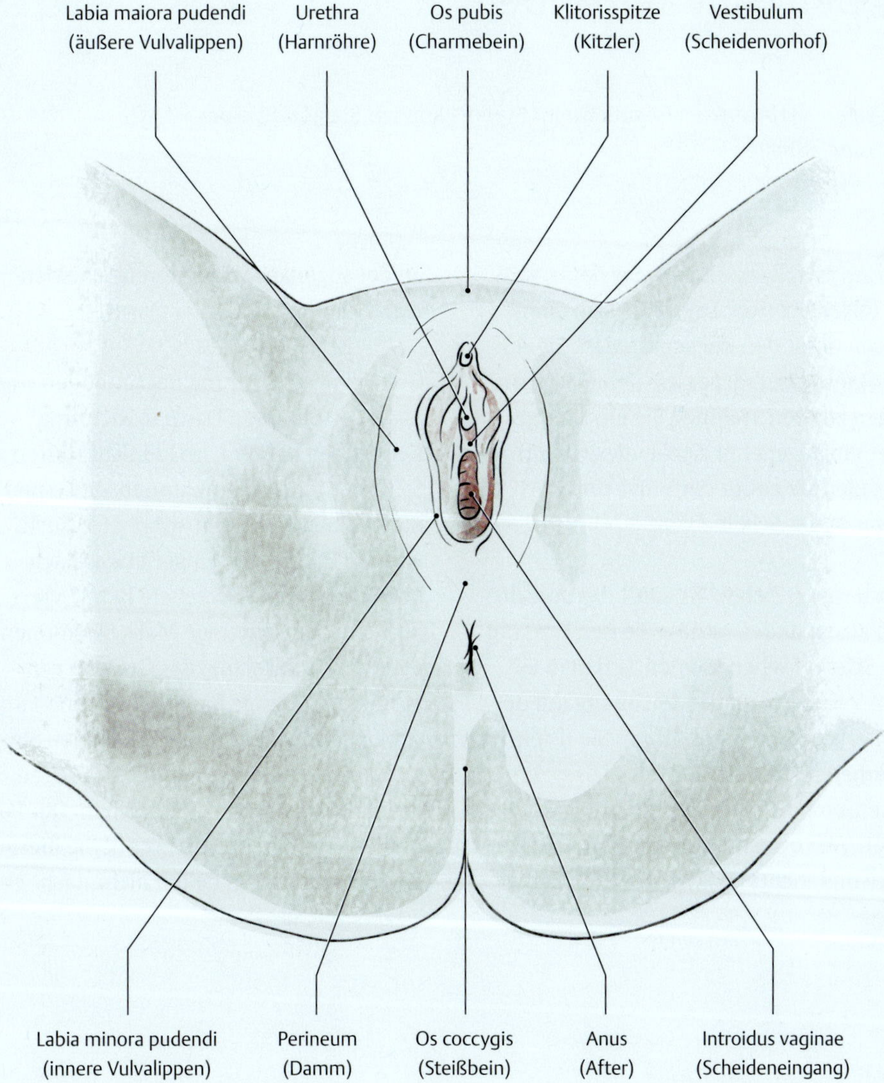
Labia maiora pudendi (äußere Vulvalippen)
Urethra (Harnröhre)
Os pubis (Charmebein)
Klitorisspitze (Kitzler)
Vestibulum (Scheidenvorhof)
Labia minora pudendi (innere Vulvalippen)
Perineum (Damm)
Os coccygis (Steißbein)
Anus (After)
Introidus vaginae (Scheideneingang)

2 Den Enddarm finden

» Mit einem verbesserten Gespür für Ihr Inneres können Sie gezielt einer Senkung abhelfen.

Ausgangsstellung: Sorgen Sie dafür, dass Sie ungestört sind. Legen Sie sich einige Kissen unter den Rücken, so dass Sie mit erhöhtem Oberkörper auf dem Rücken liegen können. Nehmen Sie ein Gleitgel oder ein angenehm riechendes Öl und verteilen Sie es auf der Vulva und auch etwas in der Scheide.

Ausführung: Ziehen Sie sanft die Vulvalippen auseinander, so dass Sie den Eingang zur Scheide sehen können. Schauen Sie zum Vergleich auf die Zeichnung auf der vorherigen Seite. Nun führen Sie Ihren Daumen in die Scheide ein, so dass die Innenseite des Daumens Richtung Darm zeigt. Wenn Sie mit der inneren Daumenseite nun Richtung Darm fühlen, liegt er an der sogenannten hinteren Scheidenwand, dahinter liegt der Darm.

Nun spannen Sie Ihren Beckenboden so an, als ob Sie Ihren Darm in Richtung Kopf heben wollten. Im Idealfall spüren Sie unter Ihrer Daumeninnenseite einen kleinen Sog. Vielleicht spüren Sie auch, wie der Damm den Finger etwas nach oben Richtung Charmebein hebt. Wiederholen Sie das einige Male. Sie können auch als Hilfestellung das Gewebe ganz zart in die richtige Richtung schieben und versuchen, es dort zu halten. Prägen Sie sich dieses Gefühl ein für alle Übungen, die Sie später angezogen machen. Der Po und der die Innenseite Ihrer Beine bleiben entspannt und helfen nicht nach.

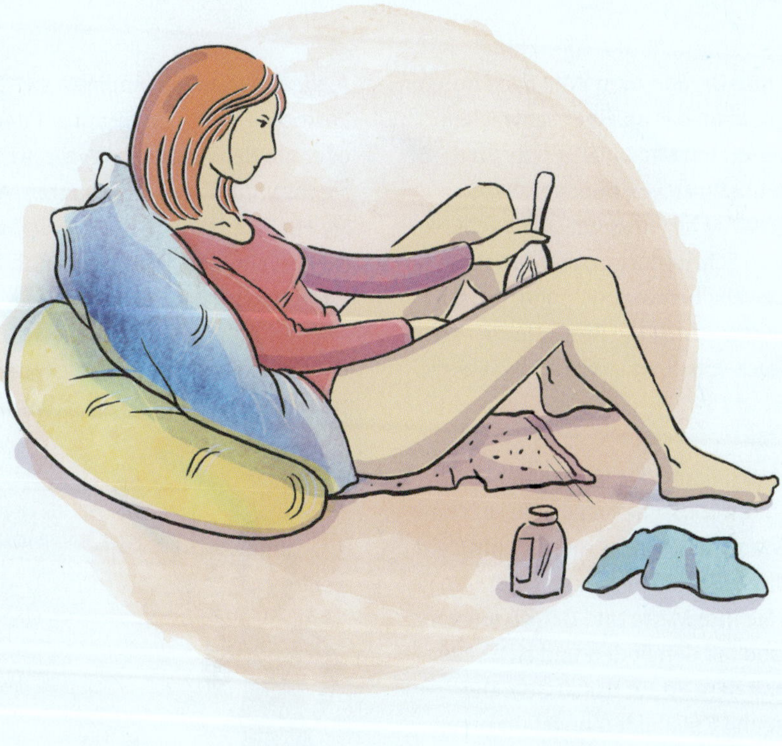

❸ Die Entlastungsposition

» Das Einnehmen der Entlastungsposition vor dem eigentlichen Üben kann sehr sinnvoll sein, da Sie danach Ihren Beckenboden besser spüren können.

Wenn Ihre Organe »den Weg nach unten suchen«, kann das an einer schwachen oder verletzten Muskulatur oder/und an einem schwachen oder verletzten Bindegewebe liegen. Beim Üben geht es im ersten Schritt darum, den Druck aus dem Gewebe herauszunehmen, um dann im zweiten Schritt die Muskulatur – ohne den Druck von oben – wieder zu reaktivieren.

Ausgangsstellung: Sie brauchen ein dickes Polsterkissen. Suchen Sie sich eine leere Wand, alternativ eine Tür (bitte gut zuschließen!), an der Sie üben können. Legen Sie Ihre Matte und das Kissen vor die Wand auf den Boden und sich selbst dann mit dem Po auf das Kissen. Die Hüften und Knie bilden ungefähr einen rechten Winkel, die Fußsohlen liegen an der Wand, so dass Sie möglichst keine Muskeln brauchen, um wirklich völlig entspannt liegen zu können.

Ausführung: Entspannen Sie sich in dieser Position. Die Hände liegen auf dem Bauch oder auf dem Beckenboden, dort können Sie Ihre Atembewegung spüren. Achten Sie auf Ihre Halswirbelsäule und den Kopf. Wenn dort Druck entsteht, ist der Po zu hoch.

Häufigkeit: In den ersten 2 Übungswochen täglich 20 Minuten, später nach Bedarf.

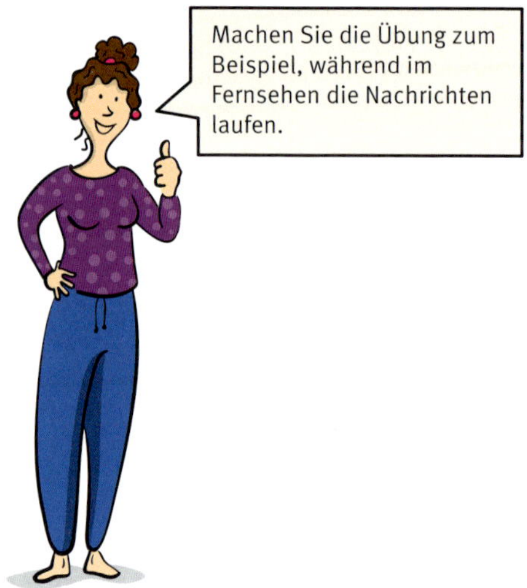
Machen Sie die Übung zum Beispiel, während im Fernsehen die Nachrichten laufen.

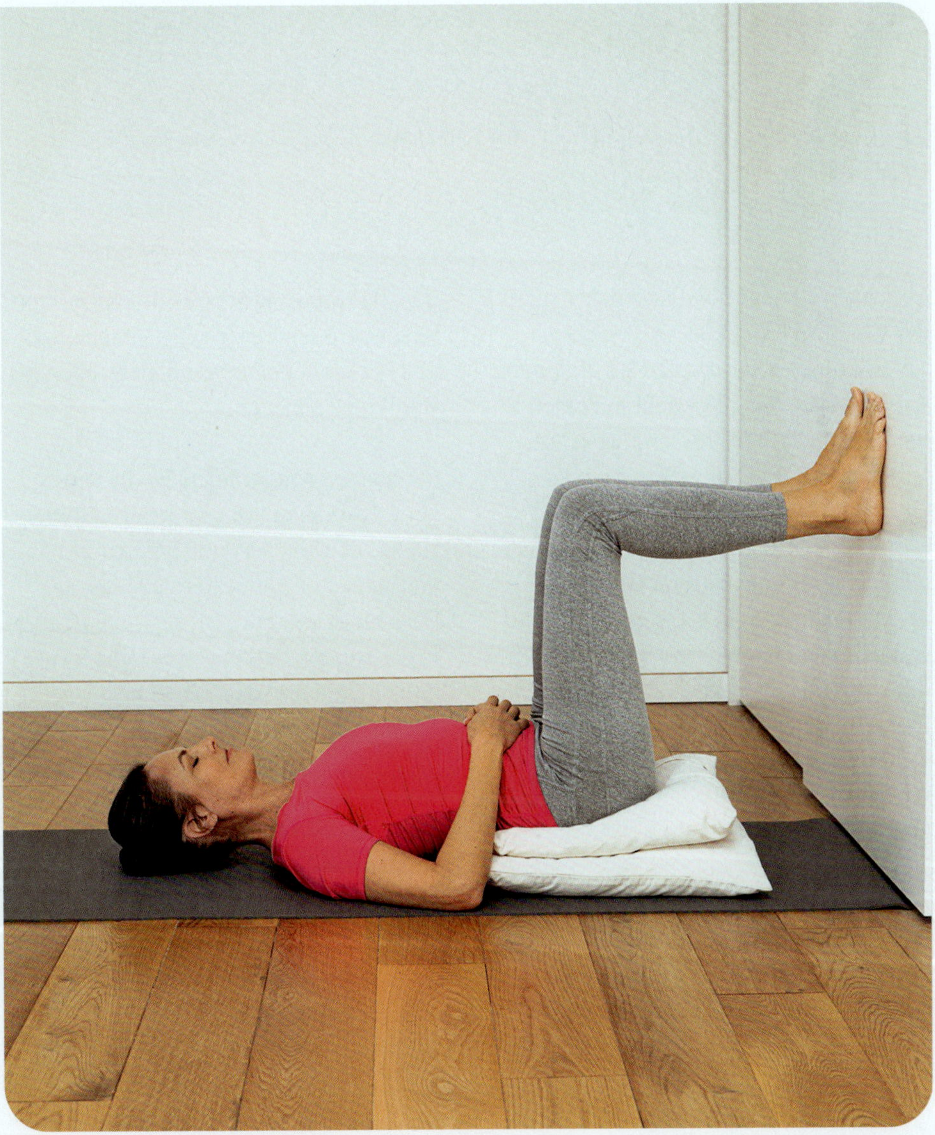

4 Beckenrollen

» Mit dieser Übung möchte ich Ihnen die Möglichkeit geben, zu spüren, wie Sie eine Senkung selbst positiv beeinflussen können.

Ausgangsstellung: Üben Sie zunächst an der Wand im Anschluss an die Entlastungsübung. Später können Sie die Übung auf der Matte mit aufgestellten Beinen machen. Anstatt des Kissens legen Sie nun einen Pilates-Ball unter Ihren Po.

Ausführung: Atmen Sie einige Male ruhig ein und aus. Dann drücken Sie beim Ausatmen Ihre Füße fest gegen die Wand (später in den Boden) und spüren Sie, wie die Spannung über die Füße und Beine in Ihren Beckenboden übergeht. Aktivieren Sie Ihren Beckenboden, indem Sie sich vorstellen, Sie hätten einen mit Wasser gefüllten Schwamm in Ihrer Scheide, den Sie zusammendrücken und gleichzeitig in sich hinein in Richtung Kopf hochziehen. Dabei rollt sich der untere Rücken ein, der Damm kommt näher zum Bauchnabel.

Beim Einatmen lassen Sie den Schwamm wieder größer werden, Sie entspannen den Beckenboden langsam und rollen ins Hohlkreuz zurück.

Häufigkeit: Wiederholen Sie die Bewegung 10-mal mit 10 sehr ruhigen Atemzügen; machen Sie dann eine kurze Pause und schließen Sie weitere 10 Male an. Nach einer weiteren Pause 5- bis 10-mal in der runden Beckenstellung die Spannung halten und dabei in Ruhe einige Atemzüge weiteratmen.

Varianten:

1. Sie heben den Po in der runden Beckenstellung 2 Zentimeter vom Ball ab.
2. Sie kommen mit dem Po so weit hoch, wie es Ihnen angenehm ist.

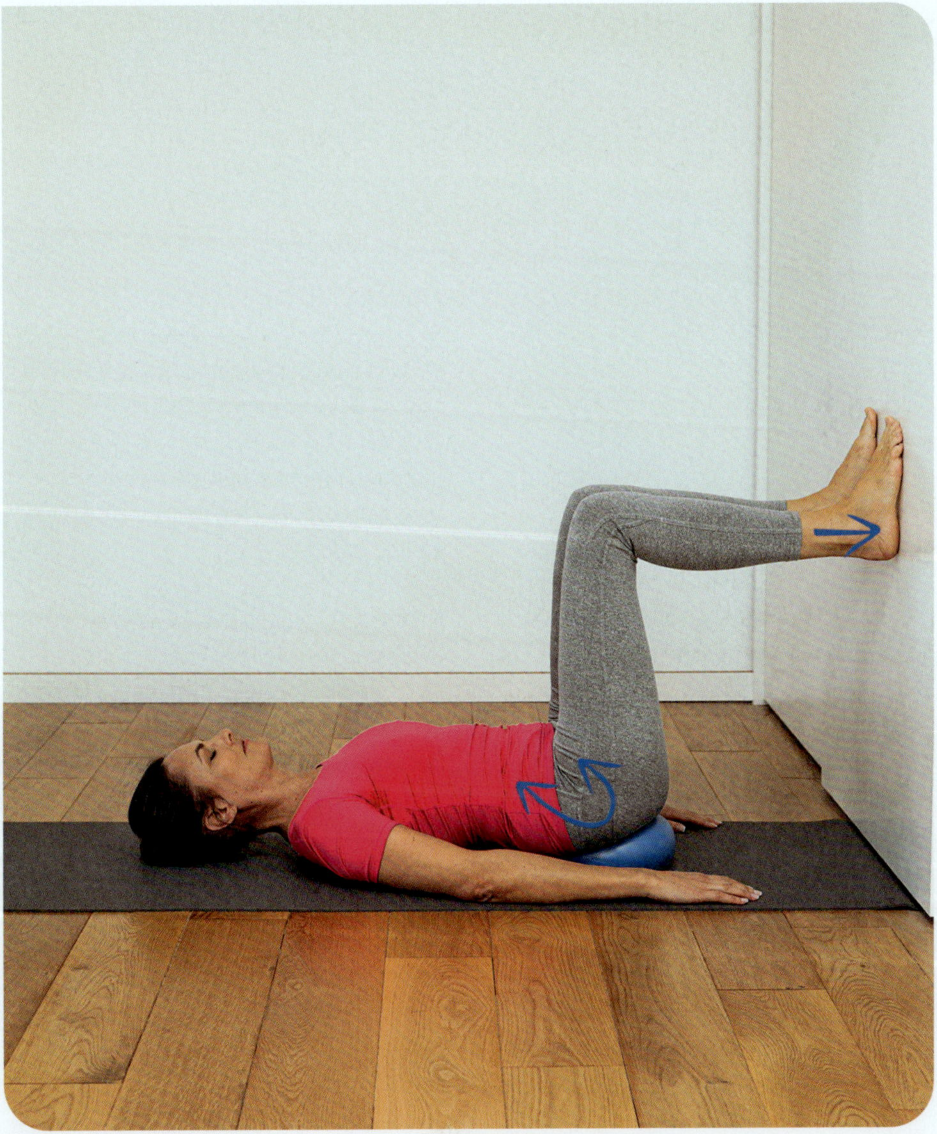

5 Die Entlastungsbrücke in 6 Schritten

» Mit dieser Übungsfolge können Sie Ihren Beckenboden sowohl entlasten als auch kräftigen.

Ausgangsstellung: Rückenlage mit angestellten Beinen, den Pilates-Ball zwischen den Knien

Ausführung:

1. Schritt:
Drücken Sie beim Ausatmen die Füße in den Boden und etwas von sich weg, um einen kleinen Schub im unteren Rücken zu spüren (Rundrücken). Halten Sie diese Stellung einige Atemzüge lang.

2. Schritt:
Drücken Sie beim Ausatmen zusätzlich die Knie in den Ball, um den Beckenboden beim Anspannen besser fühlen zu können. Wieder einige Atemzüge lang halten.

3. Schritt:
Beim Ausatmen das Becken abheben, so hoch, wie es schmerzfrei möglich ist. Einige Atemzüge halten, dann den Rücken »am Stück« wieder ablegen.

4. Schritt:
Beim Ausatmen einen gedachten Reißverschluss vom Steißbein zum Charmebein und weiter hoch zum Bauchnabel schließen, dann hochrollen, so dass sich der Po langsam abhebt. Oben einige Atemzüge lang halten, dann den Rücken am Stück wieder ablegen.

5. Schritt:
Beginnen Sie wie in Schritt 4, rollen Sie aber am Ende langsam und in Ruhe Wirbel für Wirbel wieder herunter; der Beckenboden drückt dabei nicht nach außen, sondern bleibt innen. Evtl. brauchen Sie mehrere Atemzüge.

6. Schritt:
Nach dem Herunter-Rollen den Beckenboden, den Po und den Kiefer völlig entspannen.

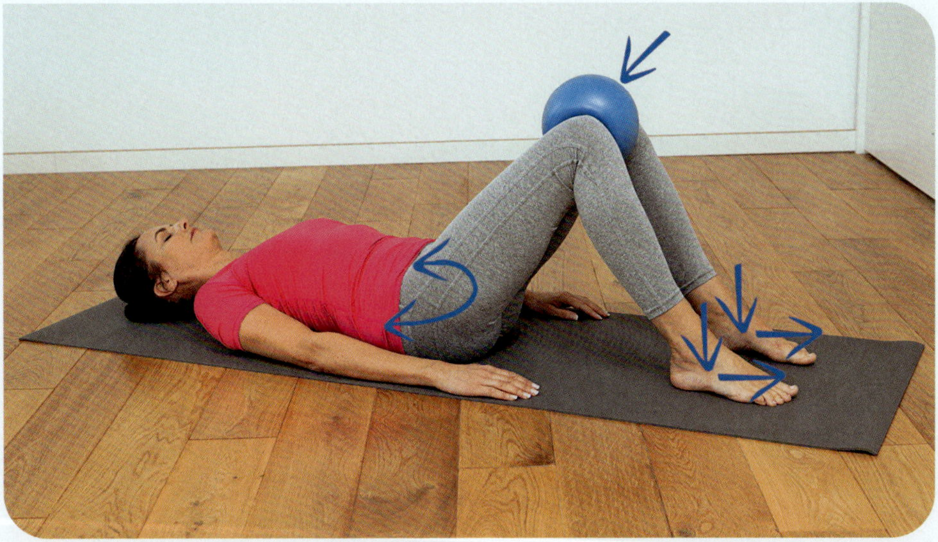

Häufigkeit: 10-mal. Gehen Sie schrittweise vor: An jedem Übungstag kommt ein neuer Schritt dazu, so dass Sie am sechsten Tag bei Schritt 6 angekommen sind.

Steigerung:

1. Oben den Po schön locker lassen und mehr auf die innere Spannung konzentrieren.
2. Oben den Ball zwischen den Knien bis zu 10-mal zusammendrücken.
3. Oben den Beckenboden zusätzlich 1-bis 10 mal kurz anspannen.
4. Vor Übungsbeginn die Arme zur Decke strecken und oben lassen, bis der Po wieder unten ist.

6 Knie-Unterarmstütz

» Die Haltung ist sehr schonend für den Beckenboden und Ihre Organe, denn sie nimmt den ganzen Druck nach unten weg.

Ausgangstellung: Knien Sie sich hin und legen Sie die Unterarme auf den Boden, die Ellenbogen befinden sich genau unter den Schultern. Die Knie stehen genau unter den Hüften, Füße und Hände liegen locker auf dem Boden auf.

Ausführung: Drücken Sie gleichzeitig beide Unterarme in den Boden und schieben Sie sie gedanklich etwas Richtung Knie (es muss keine Bewegung stattfinden). Die Knie schieben Sie gedanklich zu den Ellenbogen. Dadurch fällt es leichter, den Beckenboden zu aktivieren und sich vorzustellen, einen gedachten Reißverschluss vom Steißbein über das Charmebein oder alternativ über den Venushügel zum Bauchnabel zu schließen und für einige Atemzüge geschlossen zu halten.

Spüren Sie nach wie sich der Bauch langsam aus der Kleidung nach oben hochhebt

Häufigkeit: bis zu 10-mal

Varianten:

1. Atmen Sie mit einer Lippenbremse laut und lange aus.
2. Strecken Sie beim Ausatmen ein Bein nach hinten weg, ohne es abzuheben (der Fuß bleibt dabei auf der Matte), und ziehen Sie es beim Einatmen wieder heran.
3. Das gestreckte Bein heben Sie beim Ausatmen hoch und beugen es beim Einatmen wieder heran.
4. Sie heben beide Knie einen Zentimeter vom Boden ab, aber Vorsicht: Spüren Sie den Druck, der dadurch von innen auf dem Bauch und dem Beckenboden entsteht? Machen Sie diese Bewegung nur, wenn Sie dabei Bauch und Beckenboden wirklich nach innen ziehen können. Oben weiteratmen, Spannung für drei Atemzüge halten und wieder herunterkommen.

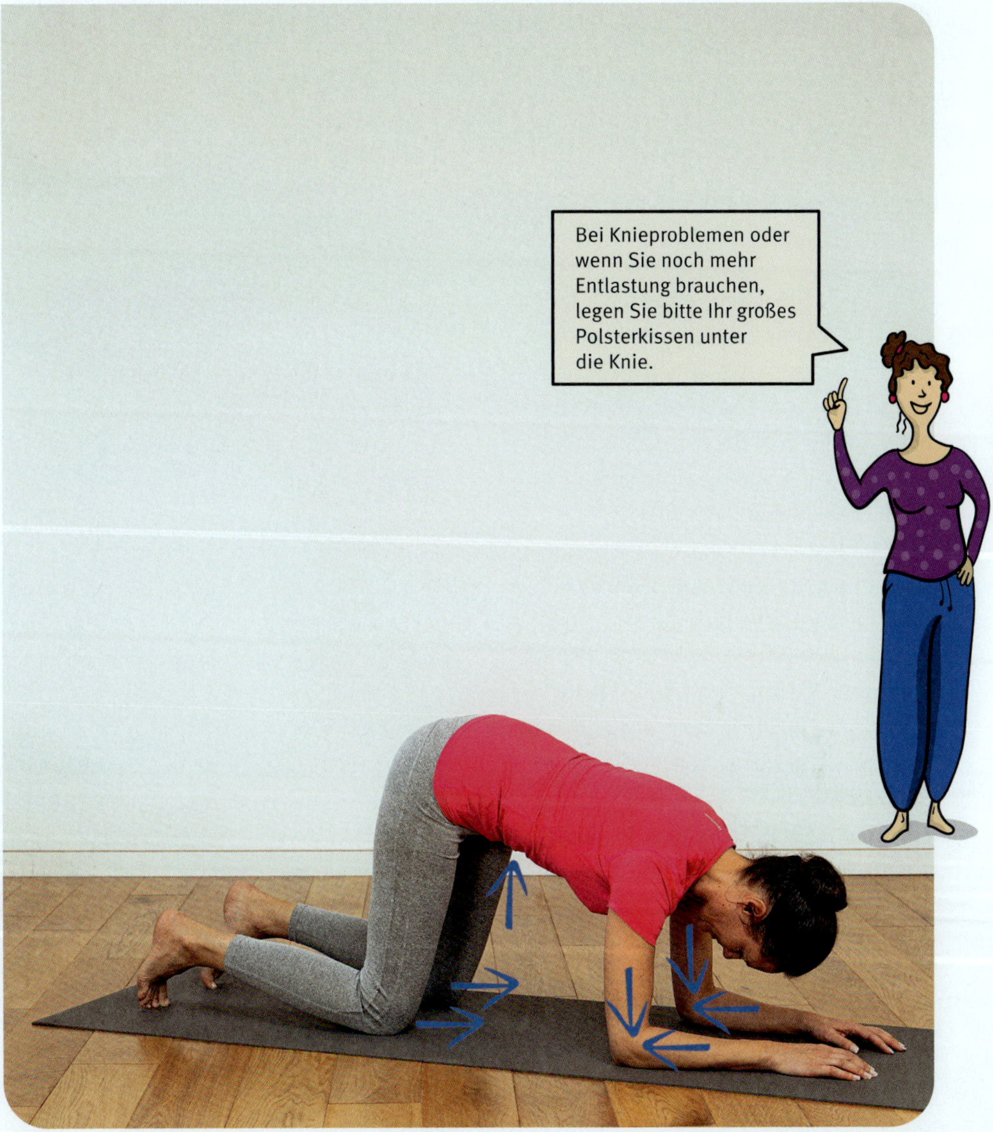
Bei Knieproblemen oder
wenn Sie noch mehr
Entlastung brauchen,
legen Sie bitte Ihr großes
Polsterkissen unter
die Knie.

7 Saugnapf

» Diese Übung ist ideal fürs Büro, um den Beckenboden zwischendurch zu aktivieren.

Ausgangsstellung: aufrechter Sitz auf einem Stuhl mit einer geraden Sitzfläche

Ausführung: Stellen Sie sich einen Saugnapf vor, auf dem Sie aufrecht und mittig sitzen. Er ersetzt in Ihrer Vorstellung Ihren Beckenboden. Er saugt sich an der Sitzfläche fest. Versuchen Sie nun, diese langsam anzuheben. Ziehen Sie mit aller Kraft die Sitzfläche nach oben.

Verbinden Sie diese Übung mit dem Atmen: Atmen Sie in Ruhe ein und heben dann beim Ausatmen die Sitzfläche an (Erinnern Sie sich? **A**usatmen = **A**nspannen). Beim Einatmen lassen Sie langsam wieder locker.

Häufigkeit:

Woche 3:
Beim Ausatmen hochsaugen, beim Einatmen wieder sinken lassen. 10-mal hintereinander

Woche 4–12:
Spannung über so viele Atemzüge wie die Wochenzahl halten (Woche 4 = 4 Ausatemzüge etc.); 10-mal hintereinander. Sie brauchen nicht mit voller Kraft zu üben, 50 % reichen.

Variante: Wo ist Ihre Senkung oder Ihr Druckgefühl am stärksten? Wenn es um den vorderen Bereich, also die Blase, geht, dann ziehen Sie den Saugnapf nicht nur nach oben, sondern auch etwas nach vorn. Wenn es um die Mitte geht, also die Gebärmutter, ziehen Sie den Saugnapf nur nach oben. Wenn es um den Darm bzw. die hintere Scheidenwand geht, ziehen Sie den Saugnapf nach oben und auch etwas nach hinten.

Üben Sie zwischendurch auch einmal gezielt mit einem deutlich kleineren Saugnapf, der die Größe der Harnröhre, der Scheide oder des Darmes hat.

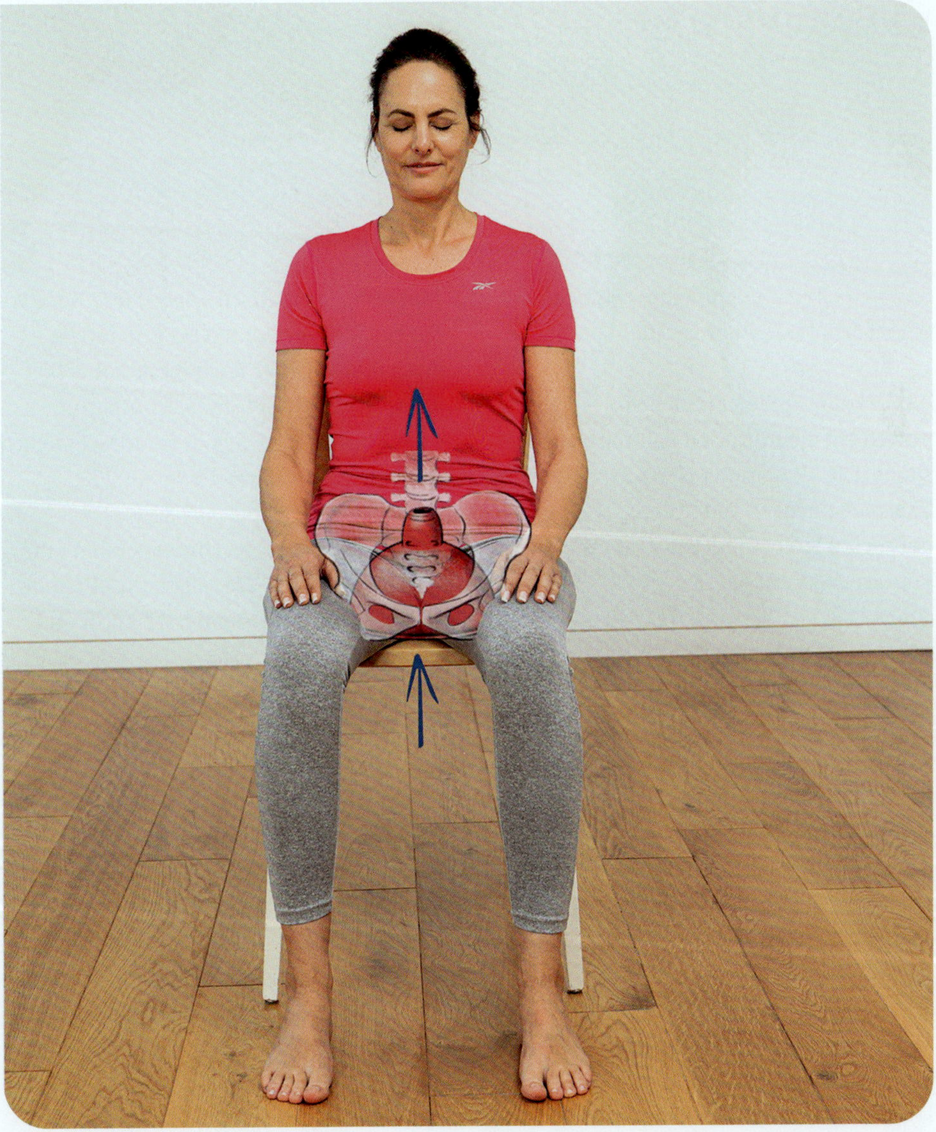

8 Bahnhofsuhr

» In Verbindung mit Bewegungen des Beckens lässt sich der Beckenboden manchmal besser fühlen und aktivieren.

Ausgangsstellung: aufrechter Sitz auf einem Stuhl mit einer geraden Sitzfläche

Ausführung: Stellen Sie sich vor, dass Sie mitten auf einer großen Bahnhofsuhr sitzen. Die 12 befindet sich unter dem Charmebein, die 6 unter dem Steißbein, der rechte Sitzbeinhöcker sitzt auf der 3 und der linke auf der 9.

Nun begeben Sie sich mit Ihrem Charmebein direkt auf die 12 (dann ist Ihr Rücken eher im Hohlkreuz). Von dort wandern Sie Ziffer für Ziffer über die 3 zur 6 (dann ist Ihr Rücken eher rund), zur 9 und wieder zur 12 nach vorn. Lassen Sie keine Ziffer aus. Der Oberkörper bleibt ruhig, nur das Becken bewegt sich. Einige Male im Uhrzeigersinn und dann gegen den Uhrzeigersinn.

Nun setzen Sie dabei Ihre Beckenbodenmuskulatur ein: In welcher Position können Sie Ihre Muskeln besonders gut anspannen und wann lassen Sie die Muskeln automatisch wieder los? Können Sie das fühlen? Achten Sie gut auf die Anspannung, aber noch mehr auf völlige Entspannung! Kreisen Sie rundherum oder bewegen Sie sich in geraden Linien: Von der 12 zur 6 und der 6 zur 12.

Häufigkeit: 6-mal im Uhrzeigersinn und 6-mal gegen den Uhrzeigersinn. 12-mal in geraden Linien von der 12 zur 6 und wieder zurück.

Hinweis: In unserer Praxis tasten wir relativ oft bei Frauen einen An- oder Abriss der Muskulatur, der unter der Geburt geschehen ist, meistens zwischen 12 und 3 Uhr. Falls Sie eine schwere Geburt hatten und merken, dass Sie in diesem Bereich besonders schwach sind: Üben Sie hier besonders aufmerksam. Suchen Sie auch ggf. für einen Beckenbodencheck eine spezialisierte Physiotherapeutin oder Urogynäkologin auf.

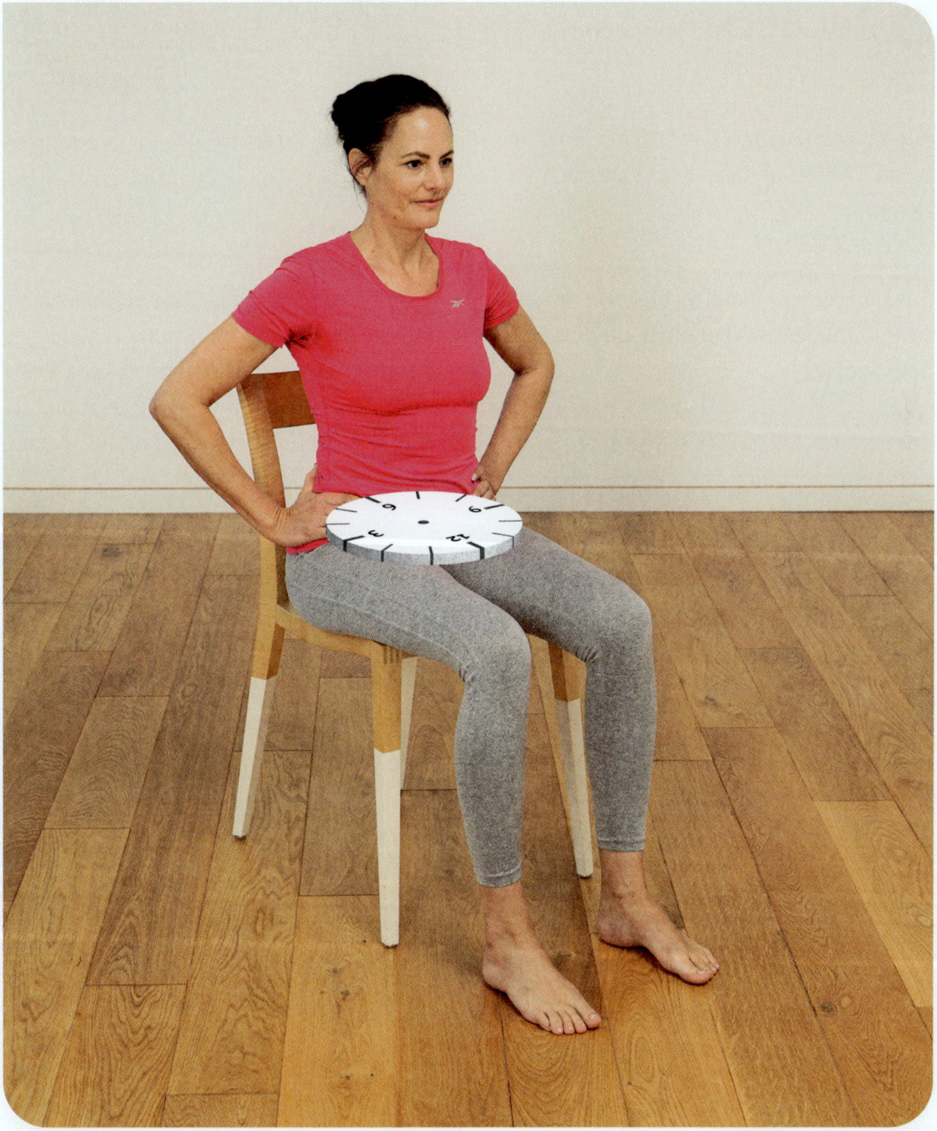

9 Der Beckenboden steht zuerst auf

» Aufstehen ohne Druck auf Organe und Beckenboden sorgt für große Entlastung im Alltag, sodass die Organe nicht im Laufe des Lebens immer tiefer treten.

Ausgangsstellung: aufrechter Sitz auf einem Stuhl, später aber auch auf dem Bett, dem Sofa etc.

Ausführung: Setzen Sie sich vorn auf die Kante Ihres Stuhles. Nehmen Sie die Füße nach hinten bzw. platzieren Sie sie so, dass Sie gut aufstehen können (1). Nun atmen Sie ganz ruhig durch die Nase ein und genauso ruhig durch den Mund mit einem »Haahh« aus.

Atmen Sie erneut ein; beim nächsten Ausatmen auf »Haahh« spannen Sie Ihren After so an, als wollten Sie eine Blähung zurückhalten, beugen sich nach vorn und stehen dabei auf (2). Dann atmen Sie ein und lassen Sie alle Anspannung wieder los. Bitte beachten Sie bei dieser Übung die Stellung Ihrer Knie: Machen Sie keine X-Beine, das schadet langfristig den Knien.

Wenn Sie diese Übung verinnerlichen und Ihr Gehirn so programmieren, dass es automatisch den Beckenboden aktiviert und Sie ausatmen, wenn eine Druckbelastung auf Ihren Bauchraum kommt, haben Sie einen großen Erfolg erzielt!

Häufigkeit: Üben Sie 10-mal täglich im Rahmen Ihres Programms und versuchen Sie zusätzlich wirklich bei jedem (!) Aufstehen daran zu denken! In Gesellschaft anderer können Sie das Ausatmen leise und diskret gestalten, aber lassen Sie es nicht weg: Das Ausatmen ist mindestens genauso wichtig wie das Anspannen des Afters.

Varianten:

1. Sie können diese Übung auch mit Ihrem Saugnapf (Seite 64) machen.
2. Legen Sie Ihre Hände an die Außenseite der Knie, drücken Sie die Knie gegen Ihre Hände und stehen Sie mit diesem gleichbleibenden Druck auf.

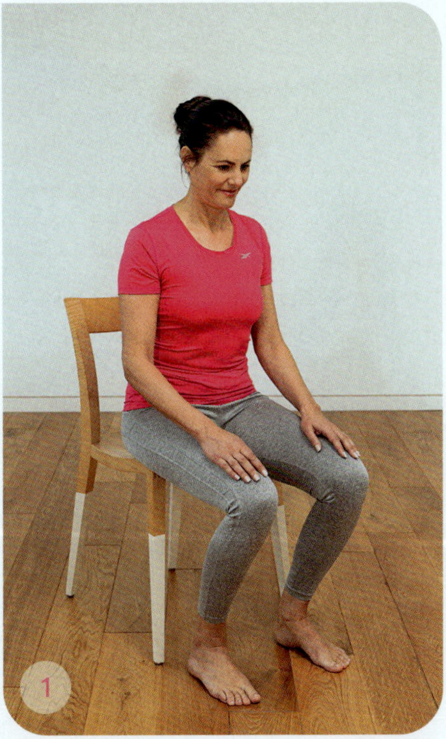
1

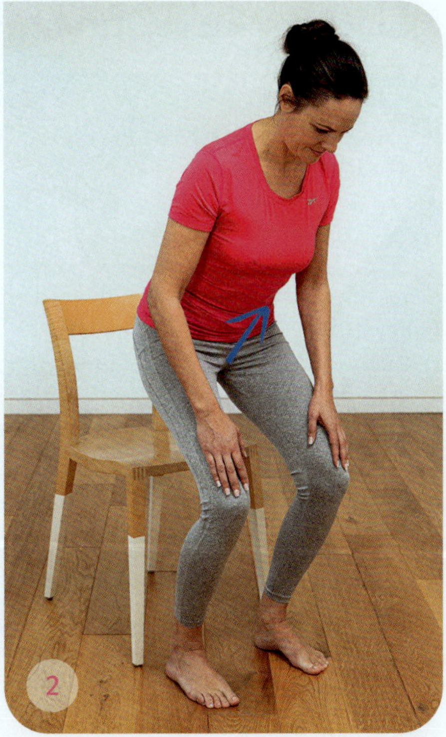
2

10 Der Beckenboden setzt sich zuletzt

» Beim Hinsetzen ist es ebenso wichtig wie beim Aufstehen, den Druck auf Organe und Beckenboden zu reduzieren.

Ausgangsstellung: Sie stehen direkt vor Ihrem Stuhl.

Ausführung: Atmen Sie ganz ruhig durch die Nase ein und genauso ruhig durch den Mund mit einem »Haahh« aus.

Atmen Sie wieder ein und beim nächsten sehr langsamen Ausatmen auf »Haahh« spannen Sie Ihren After so an, als wollten Sie eine Blähung zurückhalten, beugen die Knie, nehmen den Oberkörper nach vorn (1) und setzen sich mit dem Po auf den Stuhl. Erst jetzt ist das Ausatmen zu Ende! Dann atmen Sie ein und lassen alle Anspannung wieder los (2). Haben Sie sich schon einmal so kontrolliert hingesetzt?

Häufigkeit: Üben Sie 10-mal täglich im Rahmen Ihres Programms und versuchen Sie zusätzlich, wirklich bei jedem (!) Hinsetzen daran zu denken! In Gesellschaft anderer können Sie das Ausatmen leise gestalten, aber lassen Sie es nicht weg: Das Ausatmen ist mindestens genauso wichtig wie das Anspannen des Afters.

Varianten:

1. Sie können diese Übung auch mit Ihrem Saugnapf (Seite 64) machen.
2. Ihre Hände rutschen beim Hinsetzen an den Außenseiten der Beine herunter, dann drücken die Knie gegen Ihre Hände und Sie setzen sich mit diesem gleichbleibenden Druck hin.

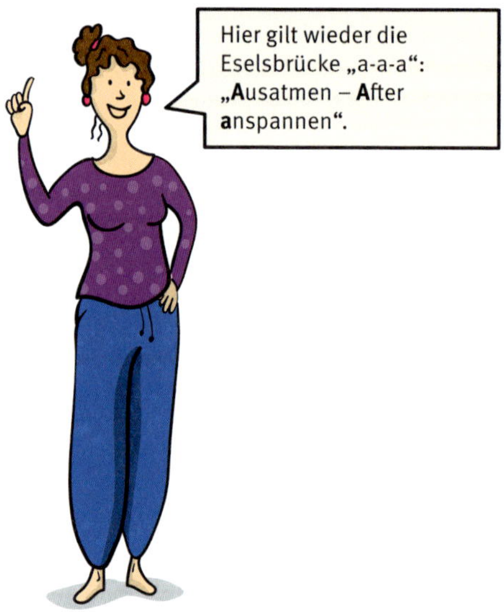

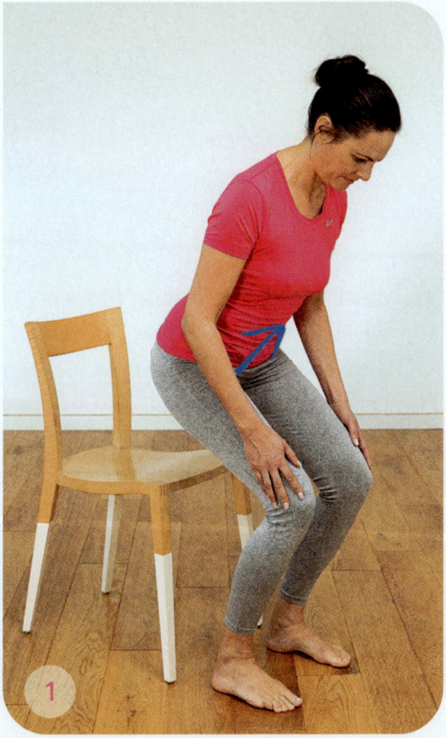

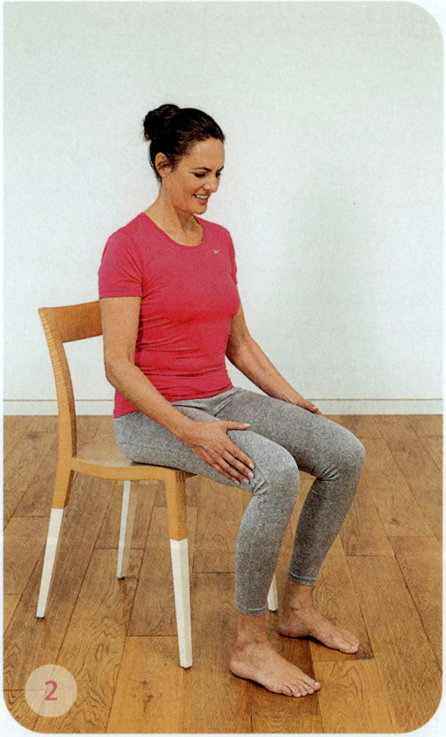

11 Helfende Hände

» Beckenbodenschonend zu stehen, kann unglaublich hilfreich und angenehm sein: Schließlich stehen wir im Alltag viel.

Ausgangsstellung: aufrechter Stand, das Gewicht ist gleichmäßig auf die Füße verteilt. Die Knie sind leicht gebeugt, der Oberkörper aufgerichtet.

Ausführung:

1a) Legen Sie die Hände zwischen Ihre Beine. Heben Sie den Beckenboden an. Wie fühlt sich das an? Wie verändert sich möglicher Druck nach unten? Lassen Sie die Hände einige ruhige Atemzüge lang dort.

1b) Nehmen Sie die Hände weg und stellen Sie sich vor, sie wären noch da. Lassen Sie nun Ihre inneren Muskeln die Rolle der helfenden Hände übernehmen und Ihre Organe aktiv unterstützen. Halten Sie die Spannung einige ruhige Atemzüge lang.

2a) Legen Sie beide Hände vorn an bzw. unter Ihren Unterbauch und heben Sie ihn mit beiden Händen sanft hoch. Verändert sich etwaiger Druck nach unten? Mehrere Atemzüge lang halten.

2b) Ausführung ohne Hände. Idealerweise hebt sich die Blase und auch die Gebärmutter (falls vorhanden).

3a) Legen Sie eine Hand auf Ihr Charmebein und die andere aufs Steißbein und ziehen Sie die Knochen sanft nach oben. Strafft sich die »Hängematte des Beckenbodens« ein wenig? Prima!

3b) Ausführung ohne Hände.

4a) Legen Sie jeweils eine Hand auf Ihre seitlichen Hüftknochen. Drücken Sie die Knochen etwas zusammen, zusätzlich heben Sie die Hüftknochen etwas an.

4b) Ausführung ohne Hände.

5a) Zum Schluss setzen Sie beide Hände von hinten unter Po und After. Heben Sie den Bereich an. Steigt auch der Enddarm etwas hoch? Wieder einige Atemzüge lang halten.

5b) Ausführung ohne Hände.

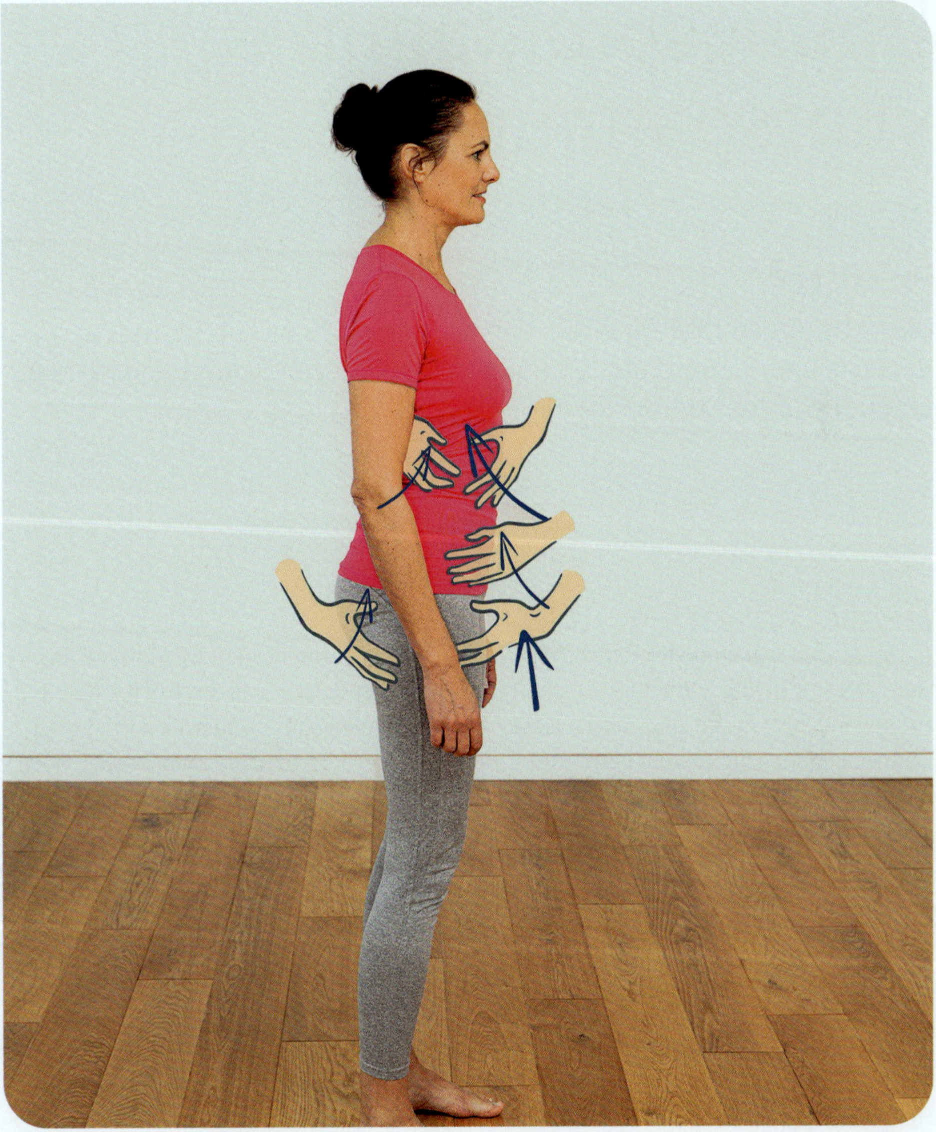

Übungsprogramm »Entspannung«

Diese Übungen fördern einen elastischen und gut durchbluteten Becken- und Bauchraum. So können Sie sich von Schmerzen, Drang und Co. endlich verabschieden.

Erfreuen Sie sich an dem Gefühl, dass Sie sich selbst helfen können und nicht auf andere angewiesen sind. Durch diese Übungen können Sie sowohl entspannt im Beckenraum werden als auch kräftige und belastbare Muskeln durch das Stabilisationsprogramm bekommen.

Wie trainieren?

Die Entspannungsposition (Seite 78) aus diesem Übungsprogramm nehmen Sie bitte in den nächsten zwei Wochen täglich für mindestens 20 Minuten ein. In dieser Position oder normal auf dem Rücken liegend machen Sie dann im Anschluss (oder bei Zeitmangel dabei) noch 10 Minuten die Atemübung »Bauch« und/ oder »Beckenboden« und die dazugehörigen Massagen (Übungen 3–6).

In der Woche 2 kommt zusätzlich 3 × 20 Minuten eine Auswahl von Übungen aus dem Stabilisationsprogramm (Seite 108) hinzu, denn Sie wollen nicht nur entspannt, sondern auch stabil im Beckenraum werden. Diese Stabilisationsübungen finden im Liegen auf der Matte oder einem weichen Teppich statt.

Von Woche 3 bis 12 üben Sie im täglichen Wechsel: einen Tag 20 Minuten die Entspannungsposition (Übung 2) und (oder inkl., d. h., während Sie in der Entspannungsposition liegen) 10 Minuten Atemübungen/Massage (Übungen 3–6), den anderen Tag 20 Minuten Dehnprogramm (Übungen 7–17). Suchen Sie sich bei den Dehnübungen die Übungen heraus, die Ihnen für Sie selbst am sinnvollsten scheinen. Zusätzlich machen Sie 3 × die Woche 20 Minuten eine Auswahl von Übungen aus dem Stabilisationsprogramm.

Brauche ich Hilfsmittel?

Ja, Sie brauchen einen Stuhl oder Hocker mit einer geraden, festen Sitzfläche. Außerdem benötigen Sie ein Paar Socken und einen Spiegel, idealerweise einen kleinen Kosmetikspiegel, der allein stehen kann. Dann noch ein Gleitgel oder ein angenehm riechendes Öl: Dafür bietet sich ein Oliven- oder Kokosöl an, was man eh in der Küche stehen hat, alternativ aber auch ein Granatapfelsamen-Öl, das zusätzlich pflanzliche Östrogene enthält, die wir Frauen, spätestens ab 40 (aber auch in der Stillzeit) immer brauchen. Des Weiteren brauchen Sie ein dickes Polsterkissen, einen Übungsraum mit einer frei zugänglichen Wand, eine Wärmflasche und eine Matte für die Übungen im Liegen. Es lohnt sich, in eine gute Matte zu investieren. Wählen Sie eine mit mindestens 1 cm Dicke, um bequem üben zu können.

Für alle Übungen sollten Sie (zumindest am Anfang) eine bequeme weiche Hose anhaben, so weich, dass Sie hindurchfühlen und Ihren Beckenboden bei Bedarf tasten können, wenn Sie zum Beispiel die Übungen im Sitzen machen.

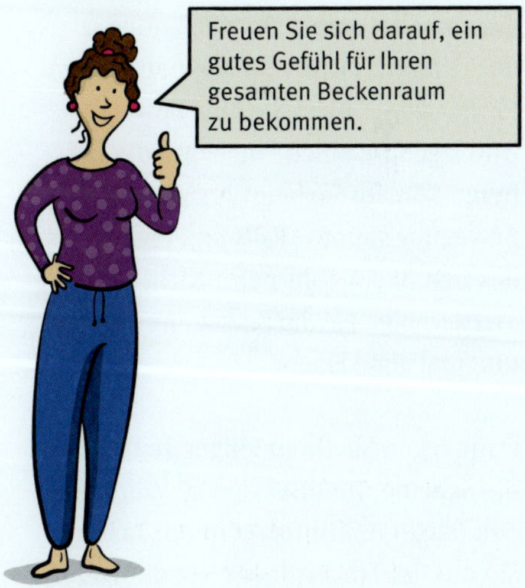
Freuen Sie sich darauf, ein gutes Gefühl für Ihren gesamten Beckenraum zu bekommen.

1 Der Blick nach innen

» Bei dieser Übung arbeiten wir an der Körperwahrnehmung und am Körpergefühl und an der Sensibilität für Schmerzen und Verspannungen.

Ausgangsstellung: Legen Sie sich auf den Rücken, den Oberkörper erhöht. Verteilen Sie Öl oder Gleitgel auf der Vulva und in der Scheide.

Ausführung: Betrachten Sie sich im Spiegel: Ist Ihre Vulva schön rosig oder sehen Sie wunde Stellen? Falls ja: gut pflegen. Nun öffnen Sie die Vulvalippen. Das Löchlein unterhalb der Klitoris ist Ihre Harnröhre. Was passiert, wenn Sie anspannen, als ob Sie Ihren Harnstrahl stoppen wollten? Idealerweise sehen Sie eine Bewegung. Nun legen Sie einen Finger auf die Öffnung: Können Sie beim Anspannen eine Bewegung spüren? Falls ja: Prägen Sie sich das Gefühl ein. Falls nein: Nicht verzagen. Wiederholen Sie die Bewegung mal mit und mal ohne Finger.

Dann legen Sie Ihren Finger an oder in die Scheide. Tut etwas weh? Wenn Sie den Finger einführen können: Tasten Sie mit der Fingerinnenseite die weiche, evtl. etwas hubbelige Struktur der vorderen Scheidenwand (den sogenannten G-Punkt) und an der Fingerkuppe die weiche Blase, falls sie gefüllt ist. An der Fingerspitze können Sie evtl. den Muttermund fühlen. Dann führen Sie Ihren Daumen ein und tasten mit der Daumeninnenseite die hintere Scheidenwand. Fühlen Sie Schmerzpunkte oder Verspannungen? Tasten Sie auch weiter links unten, dann sind Sie schon auf Ihren Beckenbodenmuskeln. Was passiert, wenn Sie den Atem dorthin fließen lassen? Möglicherweise entspannen sich die Punkte. Dann sind Sie schon mitten in der Beckenbodentherapie. Fühlen Sie auch die rechte Seite. Idealerweise nehmen Sie dafür die linke Hand. Beenden Sie die Entdeckungsreise und notieren Sie sich Ihre Erkenntnisse, um in einigen Tagen oder Wochen vergleichen zu können.

Häufigkeit: Zu Beginn des Programmes und immer mal wieder zwischendurch.

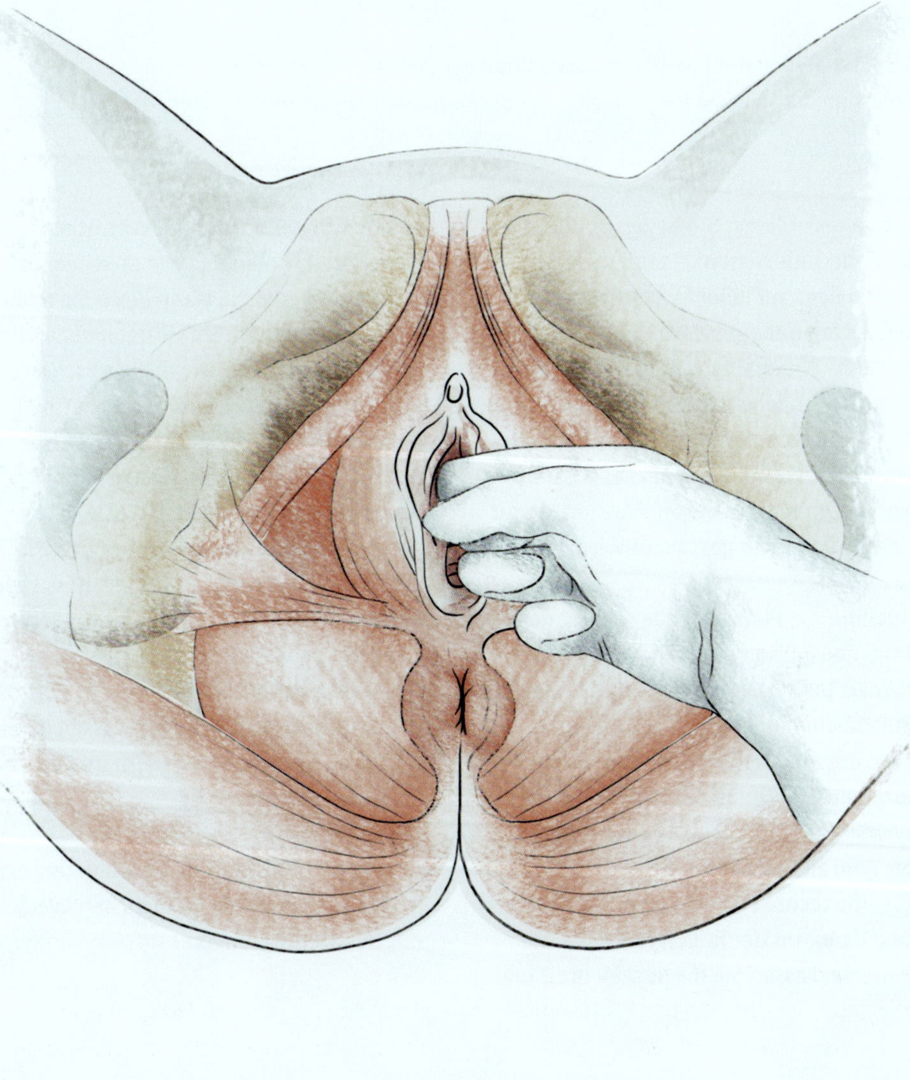

2 Entspannungsposition

» Das Einnehmen der Entspannungsposition vor dem eigentlichen Üben kann sehr sinnvoll sein, da Sie danach Ihren Beckenboden besser spüren können.

Ausgangsstellung: Sie liegen in Rückenlage, die Unterschenkel auf einem Sessel, der Po liegt auf einer Wärmflasche, die wiederum auf einem weichen dickeren (Polster-)Kissen liegt. Falls Sie nur einen Stuhl haben, polstern Sie bitte die Sitzfläche ebenfalls mit einem Kissen ab. Bitte kein oder nur ein ganz flaches Kissen unter dem Kopf in dieser Position, damit der Nacken nicht gestaucht wird.

Ausführung: Platzieren Sie sich so, dass Knie und Hüften ungefähr einen rechten Winkel bilden. Falls Sie an einem Bett/ Sofa üben, müssen Sie die Auflagefläche evtl. mit einem Kissen entsprechend erhöhen. Die Unterschenkel legen Sie so weit auseinander, wie es noch bequem ist. Nun ziehen Sie mit der rechten Hand erst die rechte Pobacke etwas nach außen und dann mit der linken Hand die linke Pobacke. Lassen Sie Ihr Becken breit und angenehm wohlig auf die Wärmflasche sinken und fühlen Sie, wie es schwerer und schwerer wird. Dann lösen Sie auch die Spannung in Ihren Hüftgelenken und stellen Sie sich vor, wie die Oberschenkelknochen schwer in die Hüftpfannen hineinsinken dürfen. Genießen Sie das Gefühl. Es geht darum, wieder (oder manchmal auch zum ersten Mal) ein gutes Gefühl für den gesamten Beckenraum zu bekommen, zu fühlen, dass sich Muskeln entspannen können, von deren Existenz Sie vielleicht gar nichts wussten, und durch das Loslassen, die Wärme und das Atmen so viel Durchlässigkeit zu erreichen, dass eine wunderbare Durchblutung entsteht.

Häufigkeit: 20 Minuten täglich in den ersten 2 Wochen, dann im täglichen Wechsel mit den Dehnübungen.

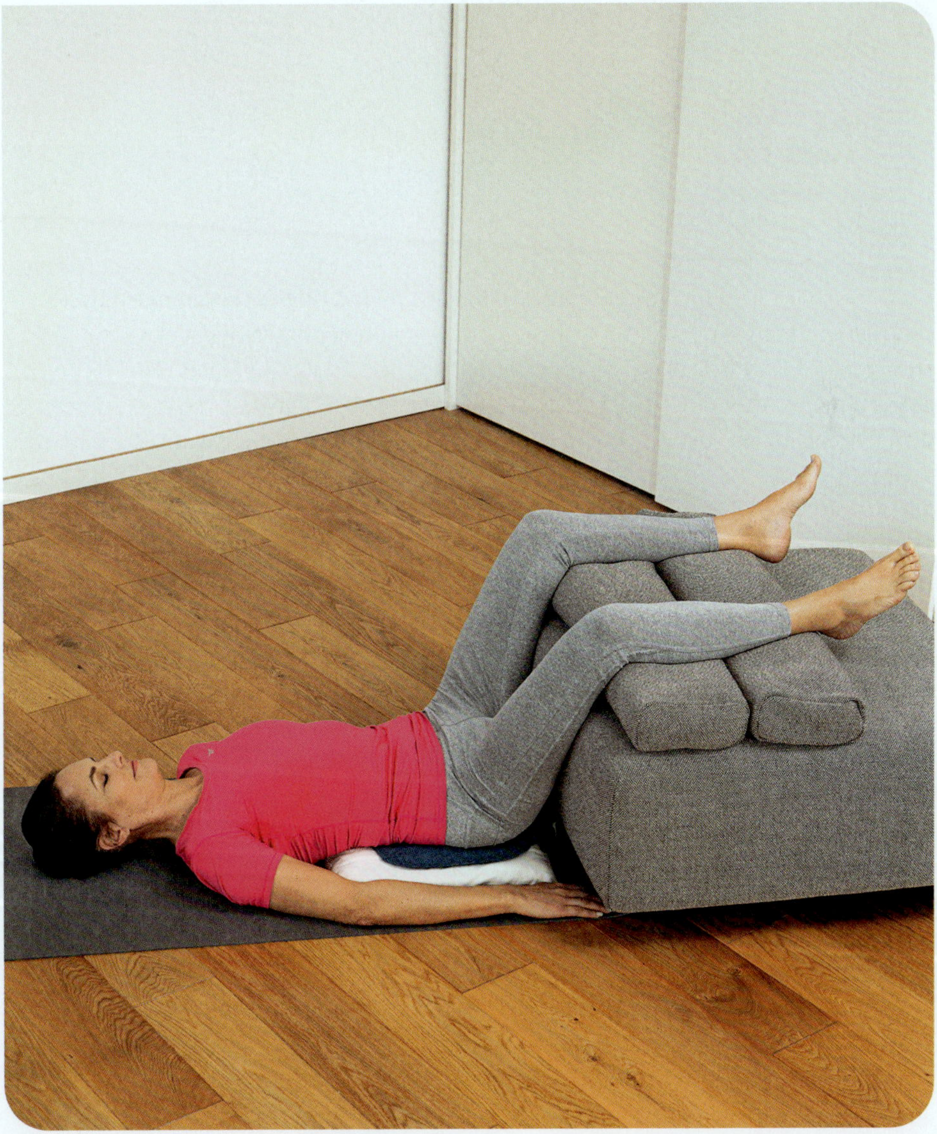

3 Atemübung »Bauch«

» Frauen mit Schmerzen im Beckenbereich oder Drangblase haben meistens die normale Atembewegung in Bauch und Becken verlernt, die die Organe und das Gewebe durchblutet.

Ausgangsstellung: in den ersten 2 Wochen in der Entlastungsposition, später auch in normaler Rückenlage, ggf. mit etwas unterlagerten Knien, oder auch vor dem Einschlafen im Bett

Ausführung: Reiben Sie Ihre Hände 10-mal aneinander, um sie zu wärmen. Dann legen Sie sie rechts und links auf Ihre Rippen, unterhalb der Brust. Atmen Sie gleichmäßig durch die Nase ein und durch den leicht geöffneten Mund wieder aus mit einem stimmlosen »Haah«, ohne Anstrengung, aber konzentriert. Können Sie spüren, wie sich Ihr Brustkorb bewegt? Wie sich beim Einatmen der Durchmesser des Brustkorbes vergrößert und er beim Ausatmen wieder kleiner wird? Nun legen Sie Ihre Hände eine Etage tiefer, auf Ihren Bauch, und spüren Sie hier die Atembewegung Ihres Bauches.

Häufigkeit: Mindestens 5 Minuten und ab jetzt immer vor dem Einschlafen und vor dem Aufstehen zusammen mit der Atemübung »Beckenboden«.

Tipp: Sollte Ihre Blase drängeln, atmen Sie in Ruhe 3-mal in den Bauch. Danach spannen Sie 5-mal kräftig Ihren Beckenboden an und gehen dann in Ruhe (stellen Sie sich die Ruhe vor, auch wenn sie nicht da ist) zum WC, ohne (!) dabei irgendwelche Muskeln anzuspannen.

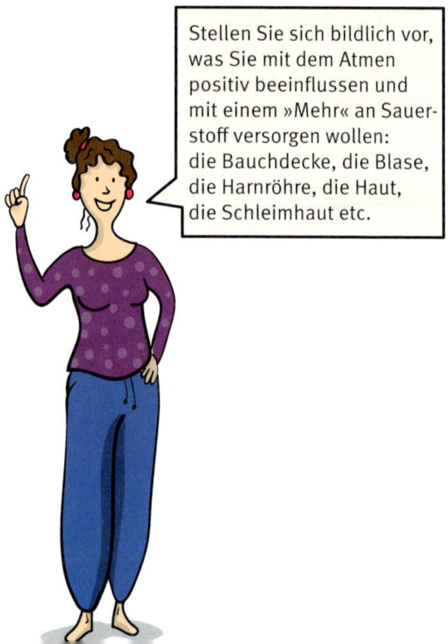
Stellen Sie sich bildlich vor, was Sie mit dem Atmen positiv beeinflussen und mit einem »Mehr« an Sauerstoff versorgen wollen: die Bauchdecke, die Blase, die Harnröhre, die Haut, die Schleimhaut etc.

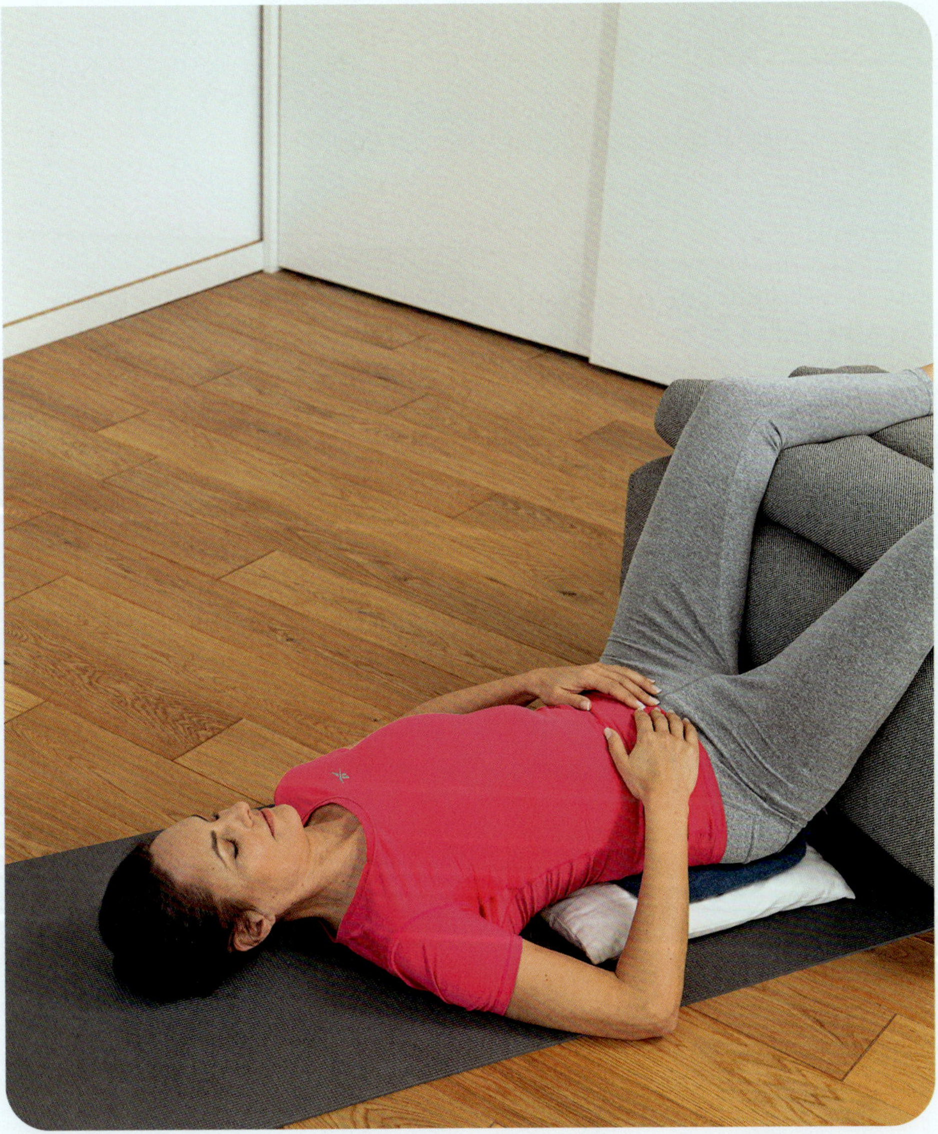

4 Atemübung »Beckenboden«

» Auch diese Übung fördert das tiefe Atmen in Bauch und Becken und die damit einhergehende Entspannung.

Ausgangsstellung: in den ersten 2 Wochen in der Entlastungsposition, später auch in normaler Rückenlage, ggf. mit etwas unterlagerten Knien, oder auch vor dem Einschlafen im Bett

Ausführung: Reiben Sie Ihre Hände 10-mal aneinander, um sie zu wärmen. Die warmen Hände legen Sie nun auf Ihren Beckenboden, also zwischen Ihre Beine. Formen Sie Ihre Hände so, als ob Sie mit ihnen etwas ganz Kostbares beschützen wollten. Und um etwas wirklich Kostbares geht es hier ja auch: Ihren Beckenboden. Die Fingerspitzen liegen idealerweise auf Ihrem Damm, vorausgesetzt, Ihre Arme sind lang genug.

Atmen Sie in Ruhe durch die Nase ein und durch den leicht geöffneten Mund wieder aus mit einem stimmlosen »Haah«, ohne Anstrengung, aber sehr konzentriert.

Können Sie fühlen, dass diese Atembewegung bis ganz nach unten hinunter in Ihr Becken geht? Wie sich der Beckenboden beim Einatmen ganz sanft etwas nach außen wölbt, ohne dass Sie drücken müssen, und beim Ausatmen wieder zurücksinkt? Wie er etwas größer und auch wieder etwas kleiner wird? Vereinfacht gesagt, nimmt sich die Lunge, um den Körper mit Sauerstoff zu betanken, den Platz und schafft sich Raum. Die Kunst ist es, diesen Raum bis ins kleine Becken hinein zu schaffen.

Wenn Sie nichts spüren: Das ist okay! Das Gefühl wird kommen, aber es kann einige Wochen dauern.

Häufigkeit: Mindestens 5 Minuten und ab jetzt immer vor dem Einschlafen und vor dem Aufstehen zusammen mit der Atemübung »Bauch«.

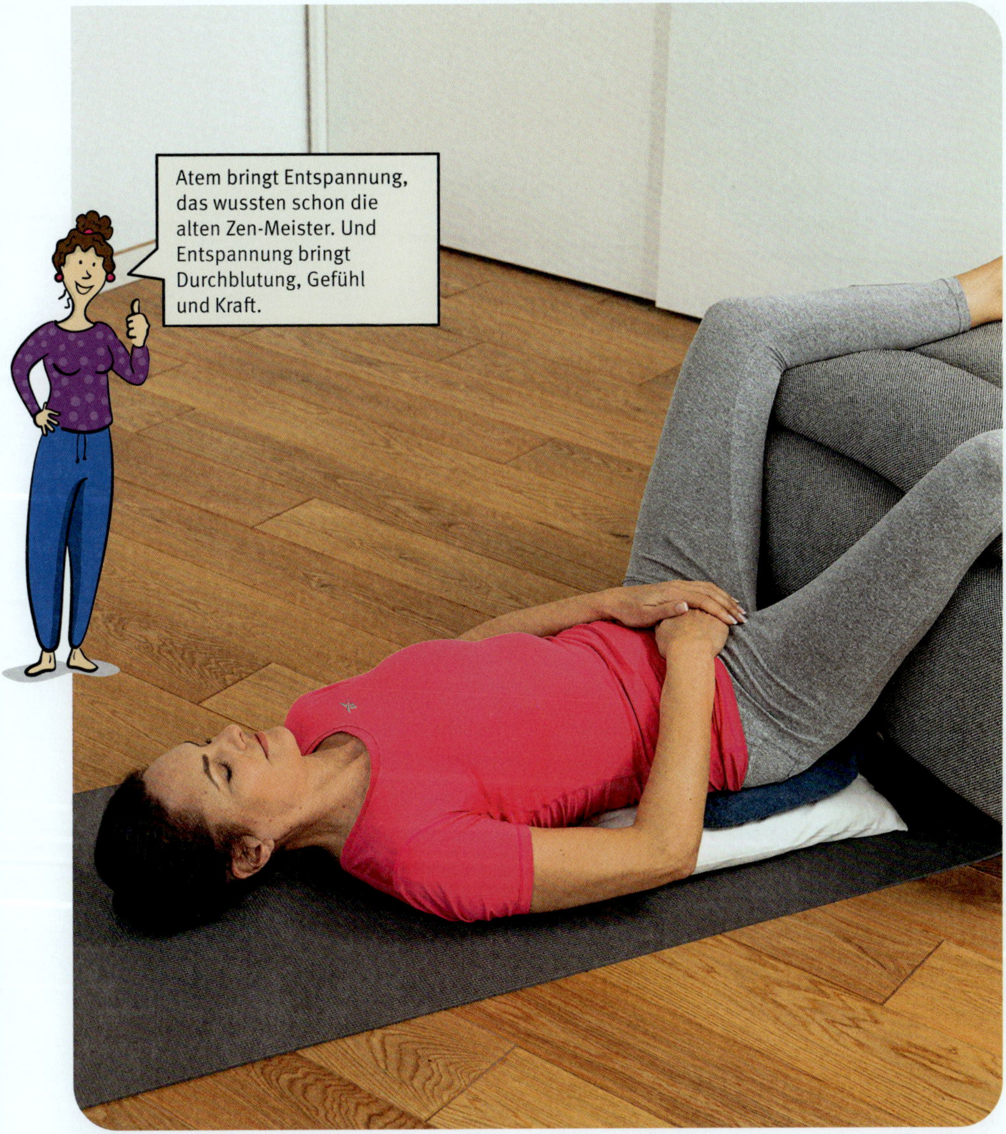
Atem bringt Entspannung, das wussten schon die alten Zen-Meister. Und Entspannung bringt Durchblutung, Gefühl und Kraft.

5 Bauchmassage

» Ein verspannter Beckenboden bedeutet immer auch eine verspannte Bauchmuskulatur; diese bedeutet weniger Bewegung, weniger Platz für die Organe, weniger Durchblutung und dadurch mehr Schmerz.

Ausgangsstellung: entweder in Ihrer Entlastungsposition oder auf dem Rücken liegend auf dem Bett oder auf dem Sofa in einer halbliegenden Position mit erhöhtem Oberkörper. Die Knie unterlagern Sie.

Ausführung:
Geben Sie Öl auf Ihre Hände und verteilen Sie es auf Ihrem Bauch. Legen Sie Ihre Hände auf Ihr Charmebein und beginnen Sie, mit flachen Händen und einem angenehmen Druck im Uhrzeigersinn den Bauch entlang zu streichen, vom Charmebein bis an die Innenseite des rechten Beckenknochens, von dort zur Innenseite des rechten Rippenbogens, hinüber zum linken Rippenbogen, hinunter zum linken Beckenknochen und innen daran vorbei zurück zum Charmebein. Langsam – Sie sollten für eine Runde eine Minute brauchen.

Nun greifen Sie mit weichen Händen dort in Ihren Bauch, wo Sie am meisten Speck haben. Heben Sie mit beiden Händen dieses Gewebe hoch, halten Sie es einen Moment oben und bewegen Sie es eventuell zusätzlich langsam etwas hin und her. Wenn Sie wenig Fett haben, müssen Sie etwas tiefer und fester hineingreifen, es ist dadurch etwas anstrengender. Mit der Zeit wird es aber leichter gehen. Atmen Sie dabei gut in die »Falte« hinein und halten Sie sie für mehrere Atemzüge oben. Was spüren Sie? Es kann gut sein, dass es unter Ihren Händen zwickt, das sind die verschiedenen Gewebsschichten im Körper, die Sie verschieben. Das heißt, Sie lösen Verklebungen, die sich dort gebildet haben, so dass das Gewebe mit der Zeit wieder beweglich wird.

Dauer: einige Minuten

Variante: Sie halten die Falte mit beiden Händen und bewegen Ihr Becken hin und her, so dass der Zug auf das Gewebe mal mehr, mal weniger stark ist.

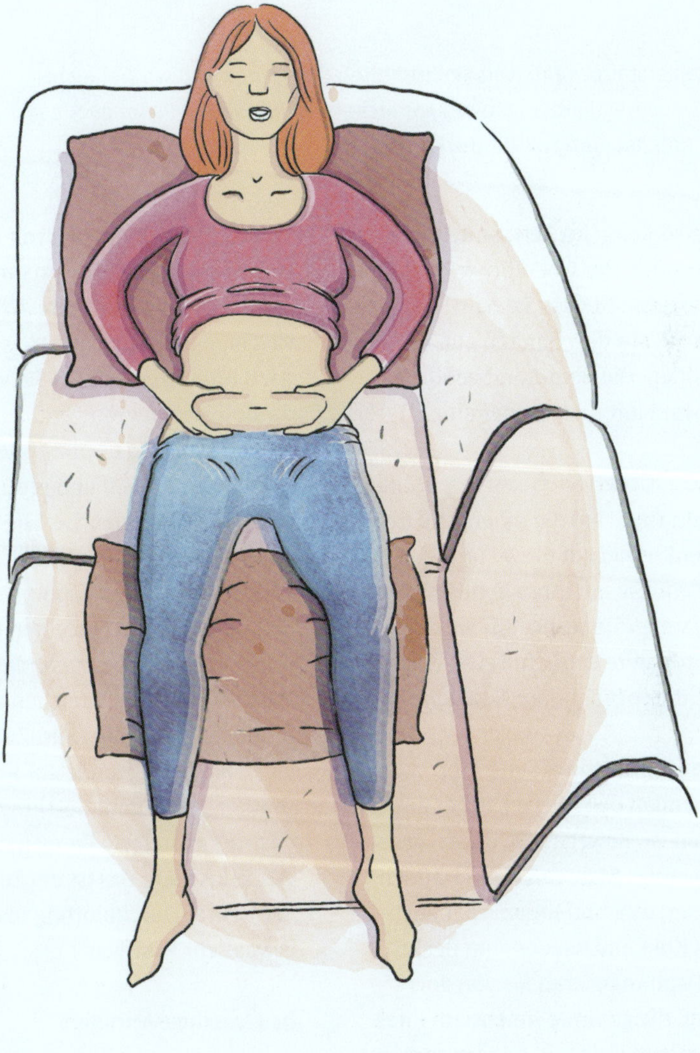

6 Beckenmassage

» Sie werden erstaunt sein, welche Strukturen Sie spüren und wo vielleicht Empfindlichkeiten sind, die Ihnen gar nicht bewusst waren. Pirschen Sie sich langsam und neugierig an Ihr Becken heran.

Ausgangsstellung: im Bett, ohne Hose und Unterhose. Der Oberkörper ist durch Kissen gestützt, so dass Sie halb sitzen. So kommen Sie mit den Händen gut an Ihren Beckenboden. Die Beine sind geöffnet, die Knie sind mit Kissen oder einer Decke unterlagert.
Ausführung: Geben Sie Öl auf Ihre Hände und tragen Sie es auf die Innenseite der Oberschenkel und auf die äußere Vulva auf. Wenn Sie auf Ihren Venushügel schauen, sehen Sie rechts und links davon an der Innenseite der Beine zwei dicke Muskeln, die sogenannten Adduktoren.

Umgreifen Sie auf einer Seite sanft mit beiden Händen den Muskel, wo er am kräftigsten ist. Bewegen Sie diesen Muskelbauch einige Male mit Ihren Händen hin und her, weg und heran, aber auch Richtung Knie und wieder zum Becken zurück. Dann massieren Sie von dort beginnend die gesamte Innenseite Ihres Beines bis zum Knie und wieder zurück. Fühlen Sie aufmerksam mit Ihren Händen. Nun legen Sie auf der entsprechenden Seite Ihre Finger auf Ihre äußere Vulva-Lippe und streichen Sie sie von oben nach unten aus. Fühlen Sie wieder, was unter Ihren Fingern geschieht. Verweilen Sie etwas, wenn es pikst oder schmerzt. Atmen Sie dorthin und reduzieren Sie ggf. den Druck. Staunen Sie, wie sich Ihr äußerer Beckenboden anfühlt. Schließen Sie dann die Augen und spüren Sie in beide Seiten hinein. Gibt es einen Unterschied? Dann wechseln Sie zur anderen Seite. Wenn Sie mögen, streichen Sie auch die inneren Vulvalippen aus. Zum Schluss legen Sie beide Hände auf Ihre Vulva und senden Ihren Atem dorthin. Es kann sein, dass der massierte Bereich danach eine Weile kribbelt, das ist ein Zeichen für die vermehrte Durchblutung und ist deshalb etwas sehr Positives.

Dauer: einige Minuten

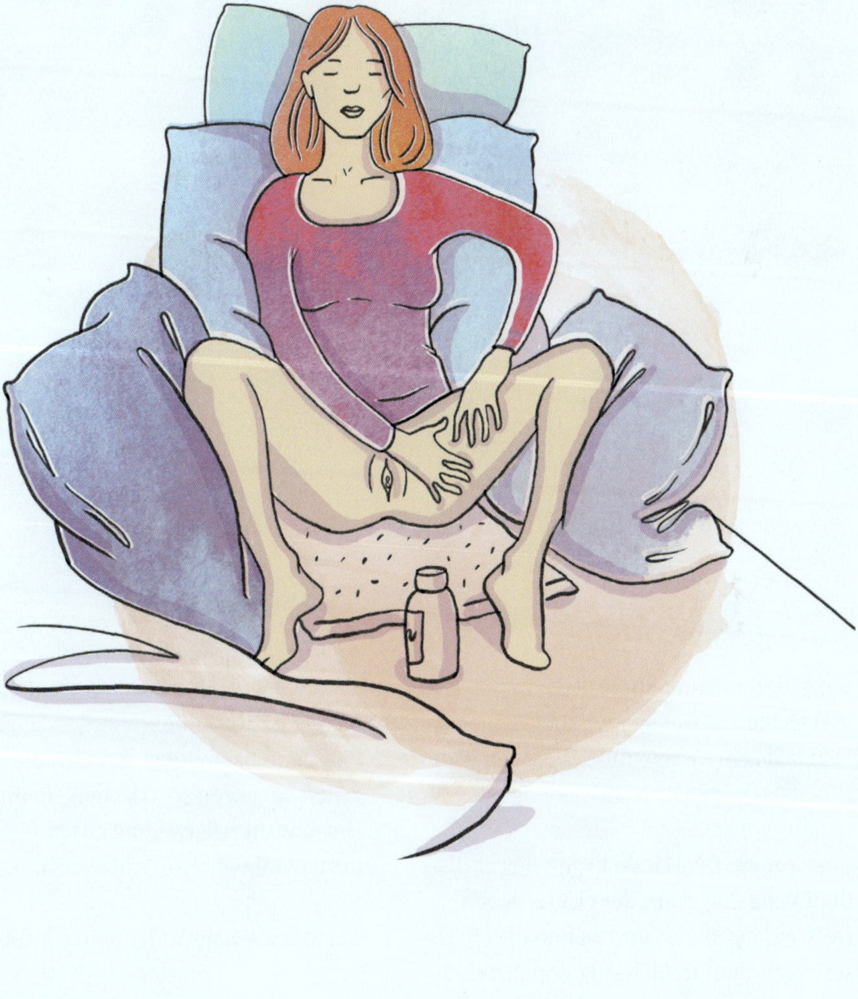

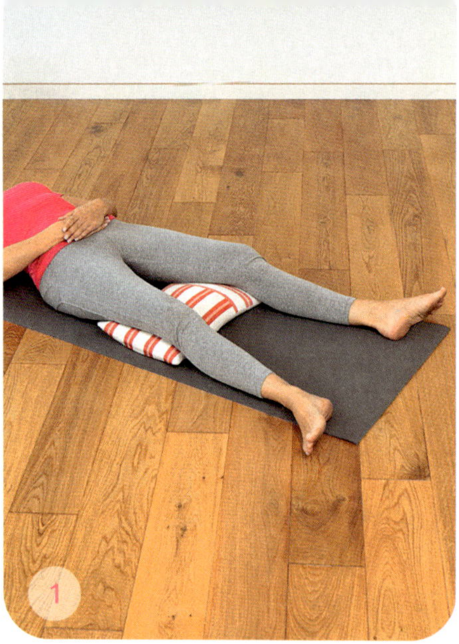

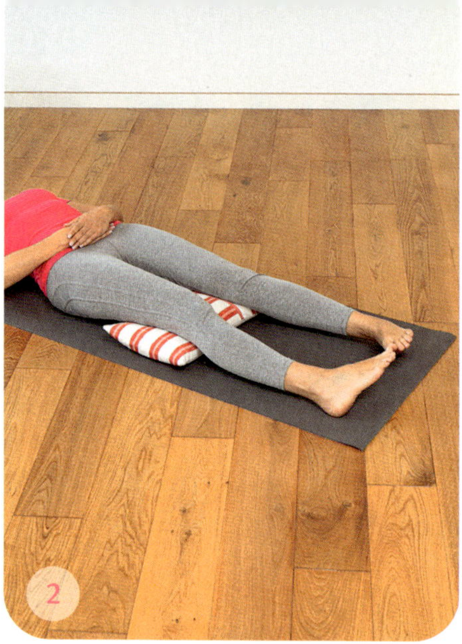

7 Beinrollen 1

» Diese Übung fördert die Durchblutung der Blase und des gesamten Beckenbodens.

Ausgangsstellung: Rückenlage mit ausgestreckten, etwas gespreizten Beinen. Legen Sie ein Kissen unter die Knie, wenn Ihnen das angenehm ist.

Ausführung: Die Hände liegen direkt über dem Venushügel auf dem Unterbauch (also auf der Blase) und ziehen diesen Unterbauch sanft in Richtung Kopf. Drehen Sie die Beine dann so, dass die Zehen so weit wie möglich nach außen zeigen 1, und dann nach innen, bis sich die Großzehen berühren 2. Machen Sie diese Hin-und-her-Bewegung zügig, die Beine dürfen dabei herumschlackern.

Dauer: eine halbe oder ganze Minute

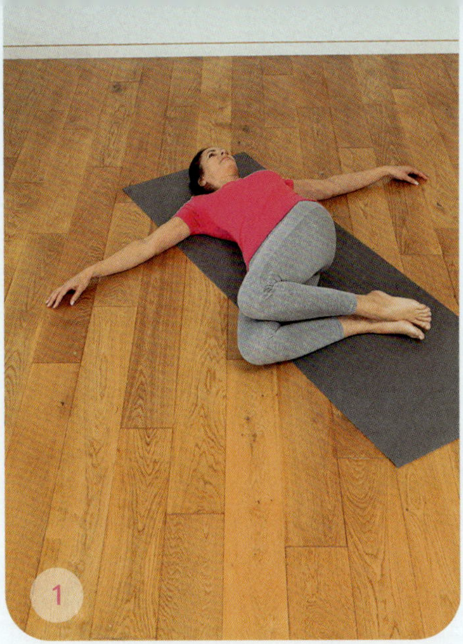

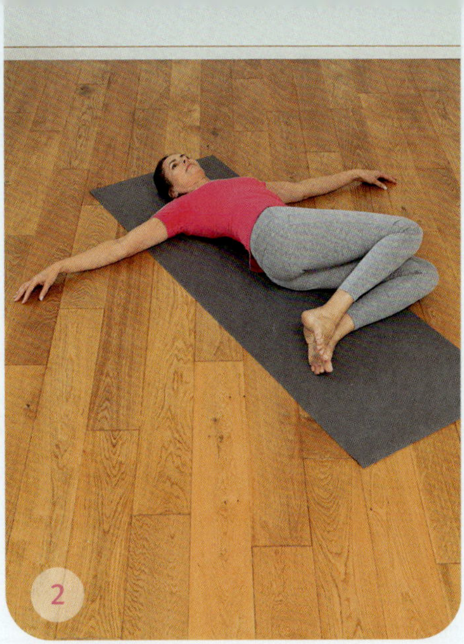

8 Beinrollen 2

» Auch mit dieser Übung erzielen Sie eine Mehr-Durchblutung Ihres Beckenbodens und der Blase.

Ausgangsstellung: Rückenlage mit angestellten Beinen, die Füße stehen nah beieinander, die Arme sind seitlich ausgestreckt.

Ausführung: Drücken Sie den linken Fuß in den Boden, bewegen Sie beide Knie nach rechts 1, drücken Sie dort den rechten Fuß in den Boden und bewegen Sie beide Knie nach links 2: Es entsteht eine zügige »Schlenkerbewegung«. Es macht nichts, wenn am Anfang die Schultern mit hochkommen, das wird sich mit den Wochen ändern.

Dauer: eine halbe bis ganze Minute

9 Beinrollen 3

» Hier dehnen wir zusätzlich den Iliopsoas-Muskel, unseren unterarmdicken Hüftbeugemuskel, der beim modernen Menschen oft verkürzt ist und sowohl auf die Blase als auch aufs Gemüt drücken kann.

Ausgangsstellung: Rückenlage mit angestellten Beinen, die Füße sind so weit und so nah am Po wie möglich (rutschen Sie ggf. mit dem Po noch näher an die Füße heran).

Ausführung: Strecken Sie Ihre Arme hoch zur Decke und legen Sie sie dann hinter dem Kopf ab. Drücken Sie den linken Fuß in den Boden und bewegen Sie dadurch beide Knie nach rechts, so weit es möglich ist, ohne dass es im Rücken weh tut oder Sie die Arme und Schultern abheben müssen 1. Spüren Sie der Dehnung nach. Sie kann sich über die gesamte Oberschenkelvorderseite über die Leiste zum Rippenbogen bis zur Brust und zur Schulter ziehen.

Häufigkeit: Halten Sie die Stellung 12 ruhige Atemzüge lang. Atmen Sie dann ein und drücken Sie beim nächsten Ausatmen den rechten Fuß in den Boden und bringen Sie die Knie zur anderen Seite 2. Wenn das Ausatmen zu Ende ist, sind die Knie auf der anderen Seite angekommen. Führen Sie diese Abfolge insgesamt 4-mal, also 2-mal pro Seite, durch.

Variante: Falls die Übung im Rücken oder in den Schultern weh tut, können Sie das am Anfang über kleine Modifikationen der Ausgangsstellung beeinflussen. Stellen Sie die Beine nicht so weit nach außen, winkeln Sie die Knie weniger stark an oder strecken Sie die Arme nicht so weit nach hinten bzw. zur Seite.

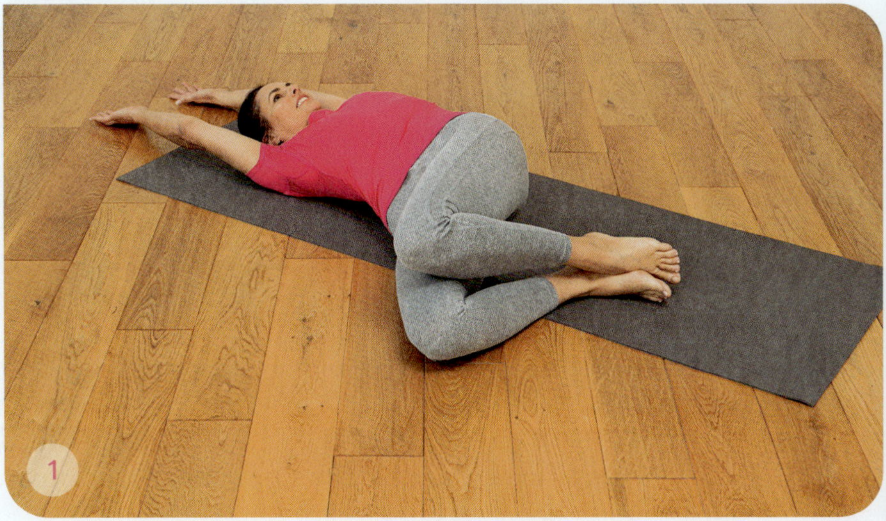

1

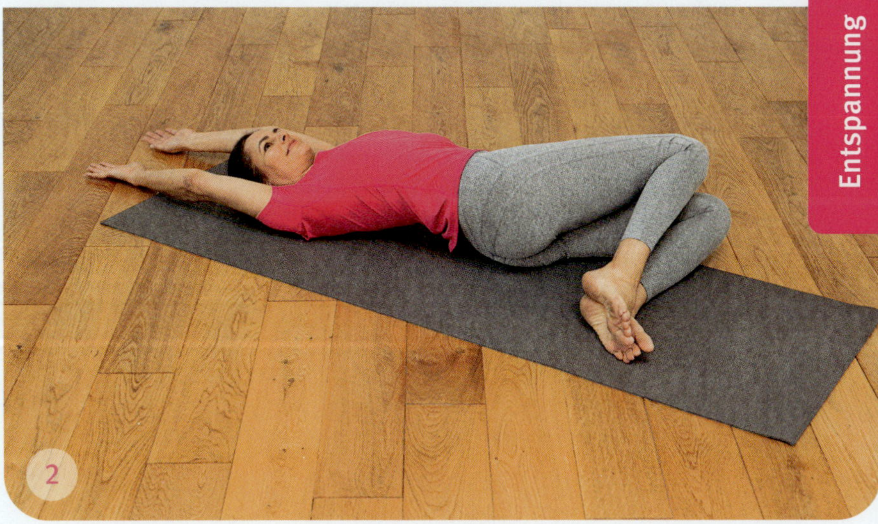

2

⑩ Weicher Außen-Po

» Jetzt dehnen wir den Piriformis-Muskel. Darunter sitzen zwei wichtige Strukturen: der Ischiasnerv und der Pudendusnerv, der den Beckenboden versorgt. Beiden verschaffen wir mehr Platz.

Ausgangsstellung: Rückenlage mit angestellten Beinen. Evtl. brauchen Sie ein Handtuch. Legen Sie sich gern ein Kissen unter den Kopf.

Ausführung: Schlagen Sie das rechte über das linke Bein, und zwar so, dass das Knie nach außen guckt und Ober- und Unterschenkel des rechten Beins ein Dreieck bilden ①. Jetzt ziehen Sie das linke Bein heran und umfassen mit beiden Händen Ihren linken Oberschenkel ②. Falls die Arme zu kurz sind (oder der Muskel zu ungedehnt), nehmen Sie sich ein Handtuch und schlingen es um den Oberschenkel. Nun ziehen Sie das linke Bein vorsichtig so nah an den Oberkörper heran, dass es sanft in der rechten Pobacke zieht.

Häufigkeit: Eine halbe oder ganze Minute, später auch gern länger, jede Seite 2-mal.

Variante: Wenn Sie in der Dehnstellung angekommen sind, beginnen Sie, Ihren herangezogenen Oberschenkel etwas im Hüftgelenk kreisen zu lassen. Arbeiten Sie ganz langsam. Spüren Sie nach, wie sich die Dehnung dadurch verändert, je nachdem, wo Ihr Oberschenkel ist.

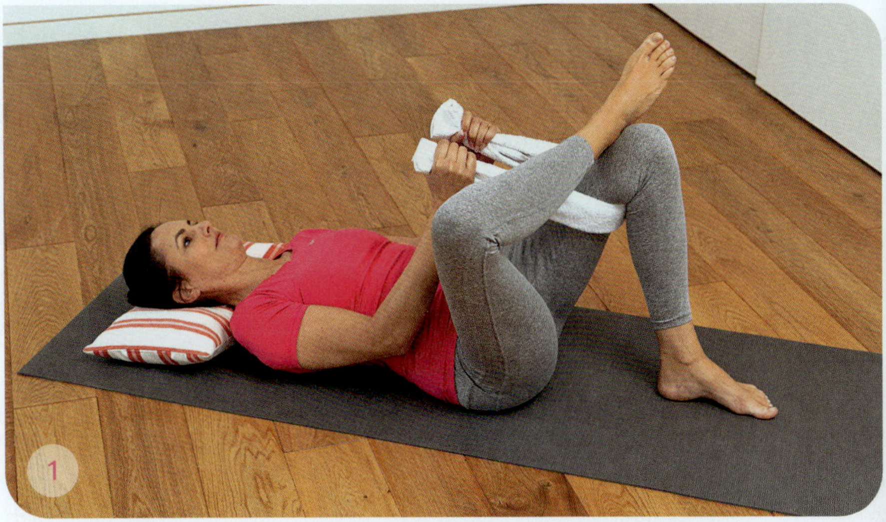

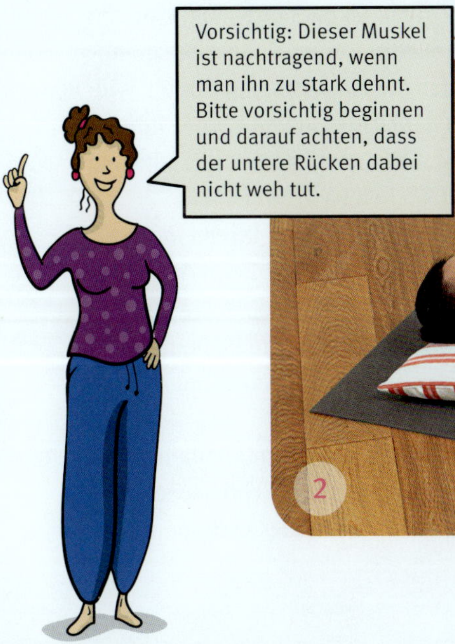
Vorsichtig: Dieser Muskel ist nachtragend, wenn man ihn zu stark dehnt. Bitte vorsichtig beginnen und darauf achten, dass der untere Rücken dabei nicht weh tut.

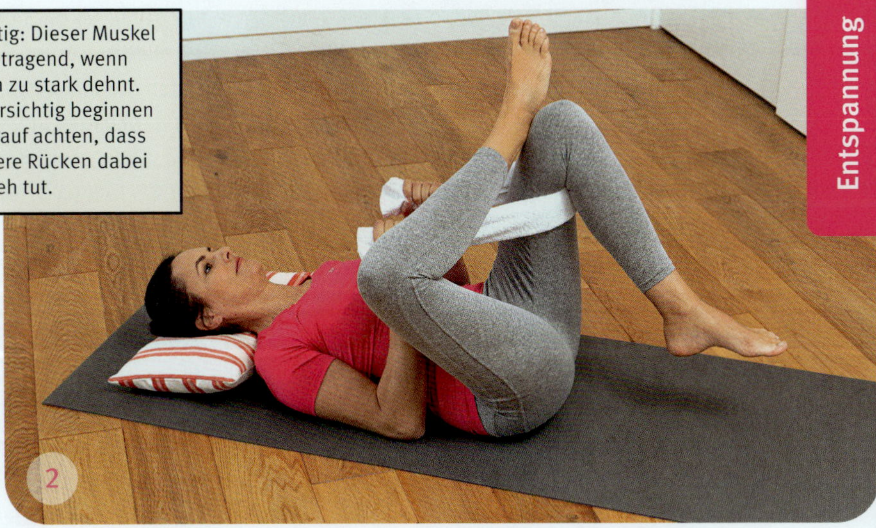

11 Geöffnete Muschel

» Hier verbinden wir die Entspannung des Beckenbodens mit einer Dehnung der Beininnenseiten (Adduktoren).

Ausgangsstellung: Rückenlage, bei Bedarf mit Kissen unter dem Kopf. Die Arme liegen neben dem Körper, die Füße sind nah am Po, die Fußsohlen liegen aneinander, die Knie zeigen nach außen 1.

Ausführung: Atmen Sie ein und wieder in Ruhe aus mit einem »Haahh«. Atmen Sie wieder ein und drücken Sie mit dem nächste Ausatmen Ihre Fußsohlen gegeneinander und aktivieren Sie Ihren Beckenboden, indem Sie sich vorstellen, die Vulvalippen zu schließen und gleichzeitig in sich hochzuziehen. Dabei kann sich der untere Rücken etwas runden. Nach 3 ruhigen Atemzügen lösen Sie diese Spannung und entspannen Beckenboden und Beine, so dass die Knie etwas weiter nach außen sinken können. Atmen Sie dabei 3-mal in Ruhe ein und aus. Sollten die Beininnenseiten verkürzt sein, kann es angenehmer sein, rechts und links ein dickes Kissen unter die Knieaußenseiten zu legen 2.

Häufigkeit: 10-mal. Diese Übung können Sie später auch gut im Bett beim abendlichen Lesen machen.

Varianten:

1. Ziehen Sie vor der Dehnung beide Pobacken nacheinander etwas nach außen.
2. Legen Sie Ihre Hände beim Üben auf Ihre Vulva, so dass Ihre Fingerspitzen den Damm fühlen. Beim Anspannen dürfen die Fingerspitzen fühlen, wie sich der Damm in den Körper hineinzieht, beim Loslassen, wie er wieder ein bisschen nach außen tritt.
3. Unterstützen Sie mit Ihren Fingerspitzen diese Bewegung: Beim Ausatmen und Anspannen schieben Sie den Damm etwas nach innen, beim Loslassen lassen Sie zu, dass er Ihnen etwas entgegenkommt.
4. Ziehen Sie am Ende mit beiden Händen die Vulvalippen vorsichtig auseinander und atmen Sie in diese schöne Weite.

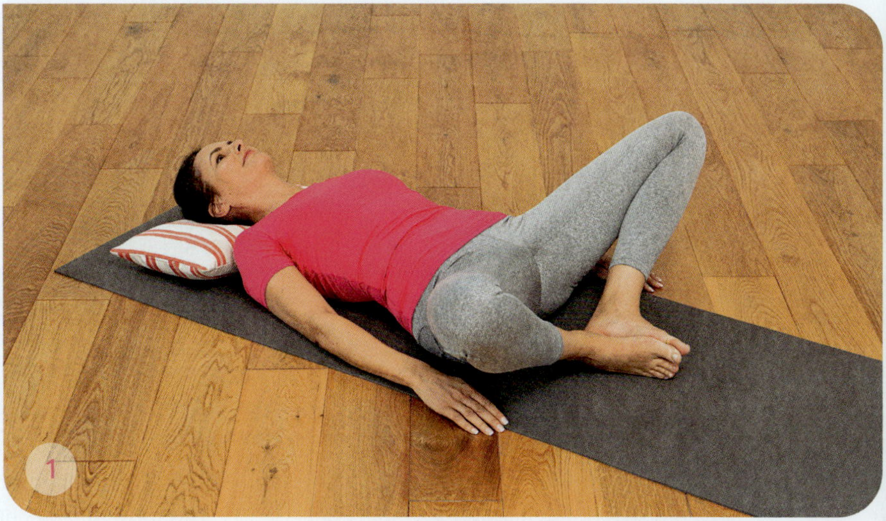

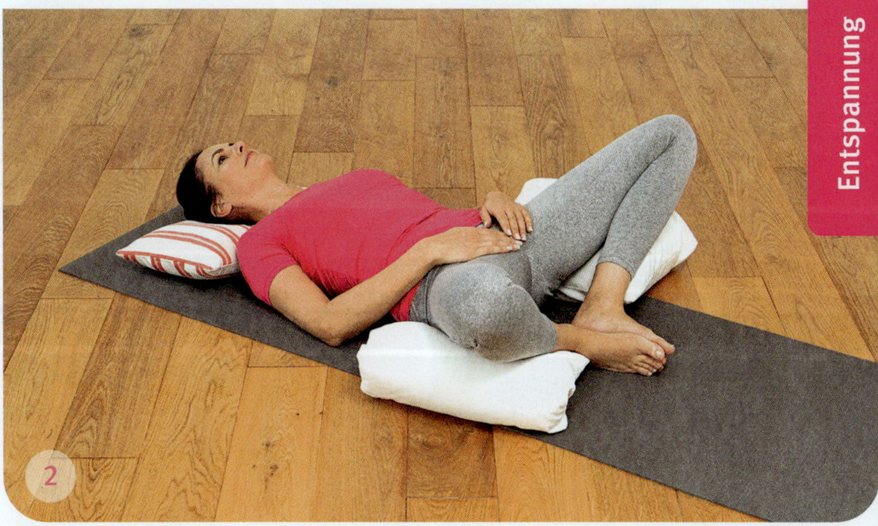

⓬ Hüft- und Beckenbodenöffnung 1

» Je freier ein Becken beweglich ist, desto mehr Platz bekommen Blase, Gefäße und Nerven.

Ausgangsstellung: im Sitzen auf einer Matte

Ausführung: Stellen Sie beide Füße vor sich auf, die Beine sind dabei etwas mehr als beckenbreit auseinander. Stützen Sie sich mit den Händen hinter dem Körper ab. Nun drücken Sie Ihren linken Fuß in den Boden, dadurch gehen beide Knie nach rechts ❶. Drücken Sie dann den rechten Fuß in den Boden und vollführen Sie die Bewegung zur anderen Seite. Wechseln Sie einige Male langsam hin und her. Lassen Sie dann beide Knie auf der rechten Seite und spüren Sie nach: Sie sollten eine Dehnung der linken Oberschenkelvorder- und -innenseite spüren. Versuchen Sie nun vorsichtig, den linken Oberschenkel etwas zu verlängern, indem Sie das Knie von sich wegschieben. Dadurch wird die Dehnung stärker. Atmen Sie ruhig ein und aus und halten Sie diese Dehnung mindestens 6 ruhige Atemzüge lang.

Häufigkeit: jede Seite 2-mal

Steigerung: Sie heben die linke Hand ab und führen Sie den Arm über vorn nach rechts/hinten/oben ❷.

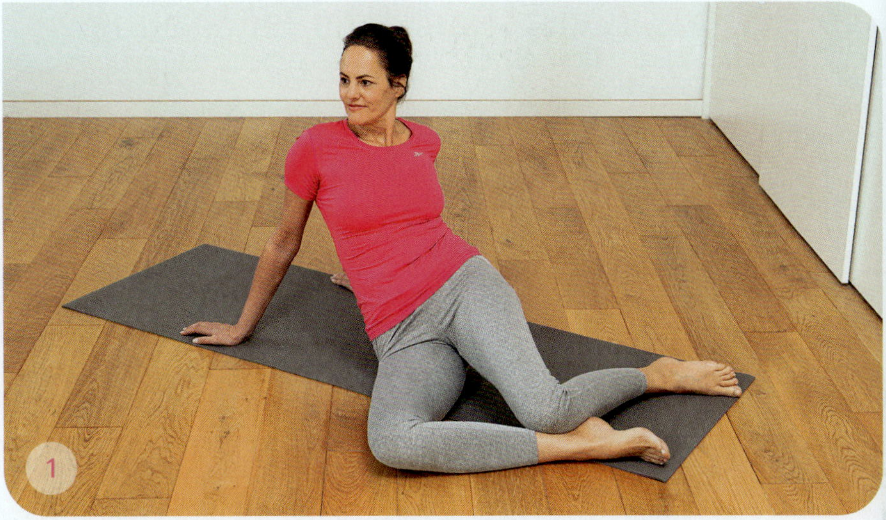

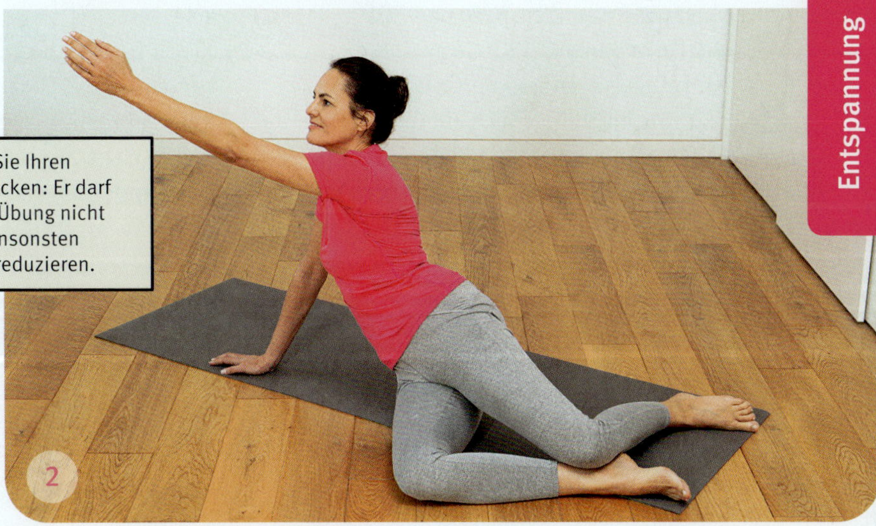

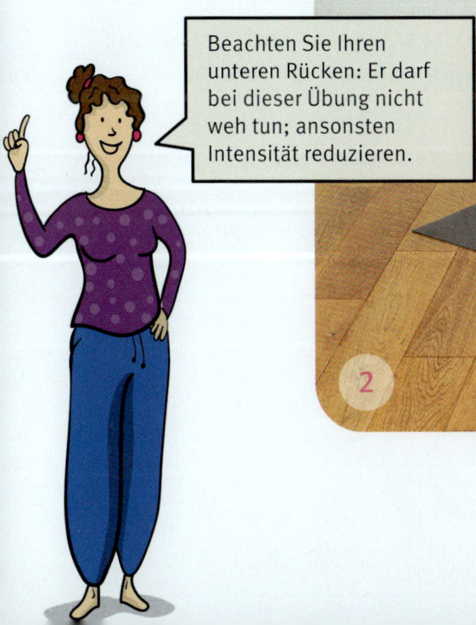
Beachten Sie Ihren unteren Rücken: Er darf bei dieser Übung nicht weh tun; ansonsten Intensität reduzieren.

⑬ Hüft- und Beckenbodenöffnung 2

» Diese Übung sorgt für eine effektive Durchblutung und Dehnung des Hüftbeuger Iliopsoas und des Muskel Obturatorius, an dem der Beckenboden hängt.

Ausgangsstellung: Sitz auf der Matte

Ausführung: Stellen Sie beide Füße vor sich auf, die Beine sind dabei etwas mehr als beckenbreit auseinander. Stützen Sie sich mit den Händen hinter dem Körper ab ❶. Nun drücken Sie Ihren linken Fuß in den Boden, dadurch gehen beide Knie nach rechts. Lassen Sie nun beide Knie zum Boden absinken. Knie und Hüftgelenke bilden jeweils einen rechten Winkel. Sie sitzen nun im sogenannten Z-Sitz ❷. Richten Sie sich auf und stützen Sie sich nun mit beiden Händen vor dem rechten Knie ab, die Hände schulterbreit auseinander, das Knie genau in der Mitte. Nun darf es in der rechten Pobacke und in der linken Leiste ziehen.

Häufigkeit: 10 ruhige Atemzüge lang so bleiben, dann vorsichtig und langsam die Beine wieder über die Mitte zur anderen Seite bringen. Jede Seite 1- bis 2-mal.

Varianten:

1. Falls es mit den Händen vor den Knien nicht klappt, die Hände rechts und links neben den vorderen Oberschenkel legen.
2. Wenn Sie irgendwann gelenkiger sind, können Sie die Unterarme rechts und links vor dem vorderen Knie ablegen.
3. In der nächsten Stufe wird die Stirn auf den Händen abgelegt.
4. Als letzte Steigerung wird der ganze Oberkörper auf dem vorderen Oberschenkel abgelegt.

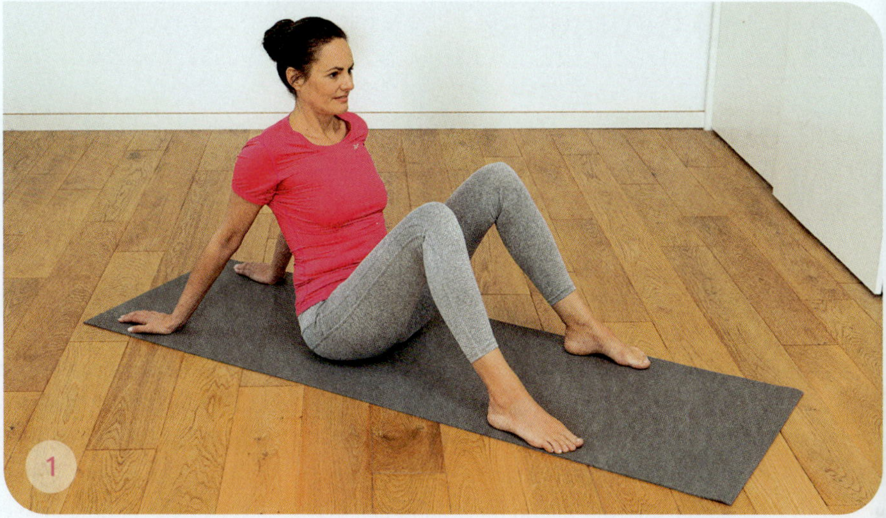
1

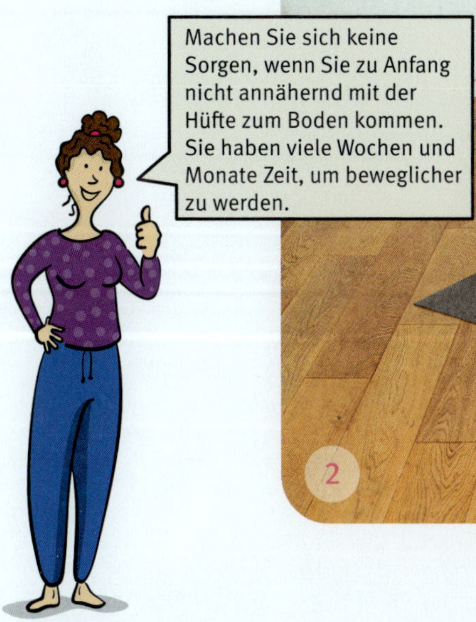
Machen Sie sich keine Sorgen, wenn Sie zu Anfang nicht annähernd mit der Hüfte zum Boden kommen. Sie haben viele Wochen und Monate Zeit, um beweglicher zu werden.

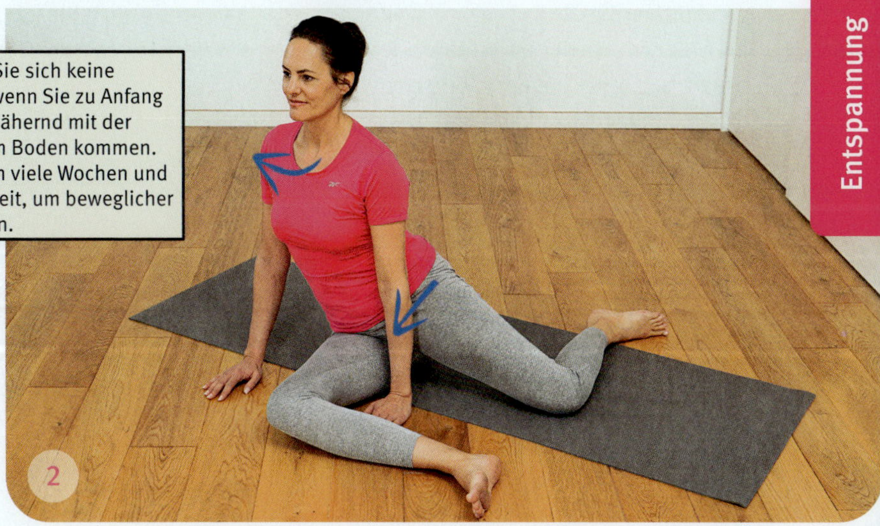
2

14 Geöffnetes Päckchen

» In dieser Position fällt es den meisten Menschen leicht, Ihren Beckenboden und die Atmung dort zu spüren. Außerdem entsteht eine herrliche Dehnung des unteren Rückens.

Ausgangsstellung: Vierfüßlerstand auf der Matte, die Hände stehen unter den Schultern, die Knie unter den Hüften.

Ausführung: Verlagern Sie das Gewicht nach hinten, so dass sich der Po auf die Fersen absenkt 1. Bleiben Sie einige Atemzüge lang in dieser Position. Gehen Sie wieder in den Vierfüßlerstand zurück und öffnen Sie die Knie etwas weiter. Setzen Sie sich wieder nach hinten, legen Sie den Oberkörper auf den Oberschenkeln ab und die Stirn auf dem Boden (oder auf einem kleinen Kissen). Nun legen Sie Ihre Hände auf Ihre Pobacken, so dass Sie mit den Fingerspitzen der rechten Hand den rechten Sitzknochen tasten können und mit den Fingerspitzen der linken Hand den linken Sitzknochen 2. Ziehen Sie beide Sitzknochen etwas auseinander, spüren Sie diese angenehme Weite und lassen Sie den Atem dorthin fließen. Lassen Sie auch Ihre Schultern und Ihren Unterkiefer bewusst fallen.

Dauer: 1–2 Minuten

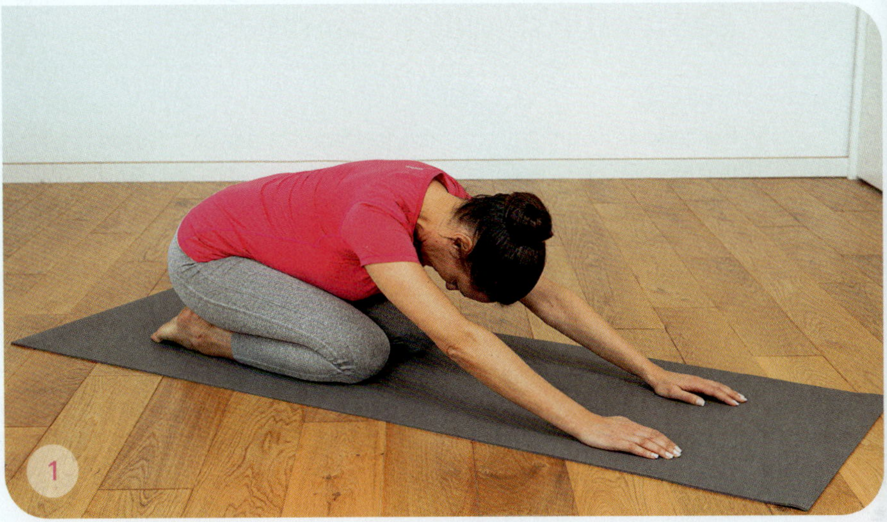
1

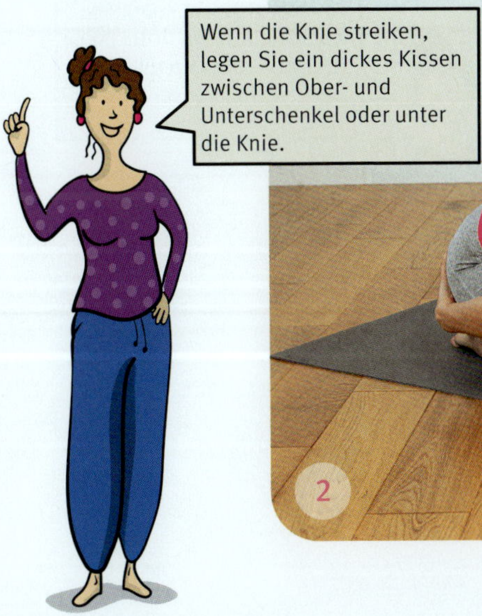
Wenn die Knie streiken,
legen Sie ein dickes Kissen
zwischen Ober- und
Unterschenkel oder unter
die Knie.

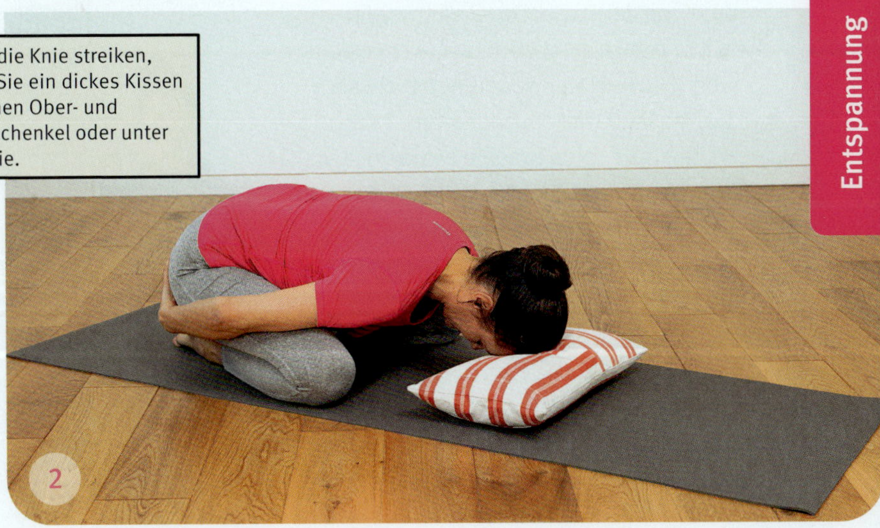
2

⑮ Der dicke warme Schwamm

» Hier geht es darum, Entspannung im Beckenboden zu erfahren und fühlbar zu machen.

Ausgangsstellung: Sitz auf einem Stuhl mit gerader Sitzfläche

Ausführung: Stellen Sie sich vor, dass in Ihrem Becken ein warmer weicher Schwamm sitzt, der Ihren ganzen unteren Beckenraum ausfüllt, vielleicht sogar den Bereich, in dem sich die Organe befinden: die Blase, die Gebärmutter (falls vorhanden) und der Darm. Dieser Schwamm macht es sich gemütlich und breitet sich wohlig sowohl in Ihrem Inneren als auch auf der Sitzfläche des Stuhls aus. Dann erlauben Sie Ihren inneren Muskeln, den Schwamm einmal zart zu umfassen und etwas anzuheben, um ihm dann aber wieder ganz viel Platz zum Ausbreiten zu geben.

Häufigkeit: 10-mal sehr ruhig, um wirklich den Unterschied zu spüren.

Variante: Der Schwamm sitzt nur da, wo Sie Ihr größtes Problem haben: beispielsweise in der Scheide, wenn sie Ihnen zu eng vorkommt. Oder im Enddarm, wenn Sie Probleme wie Analfissuren, Afterkrämpfe etc. haben. Oder in der Harnröhre und der Blase, wenn Sie unter Drangblase, Unterbauchschmerz etc. leiden.

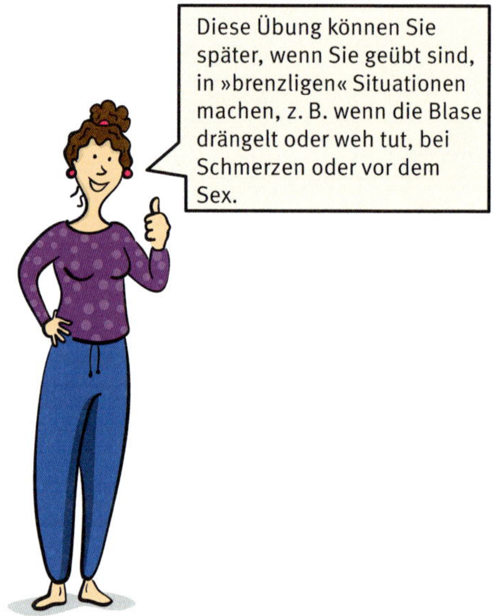
Diese Übung können Sie später, wenn Sie geübt sind, in »brenzligen« Situationen machen, z. B. wenn die Blase drängelt oder weh tut, bei Schmerzen oder vor dem Sex.

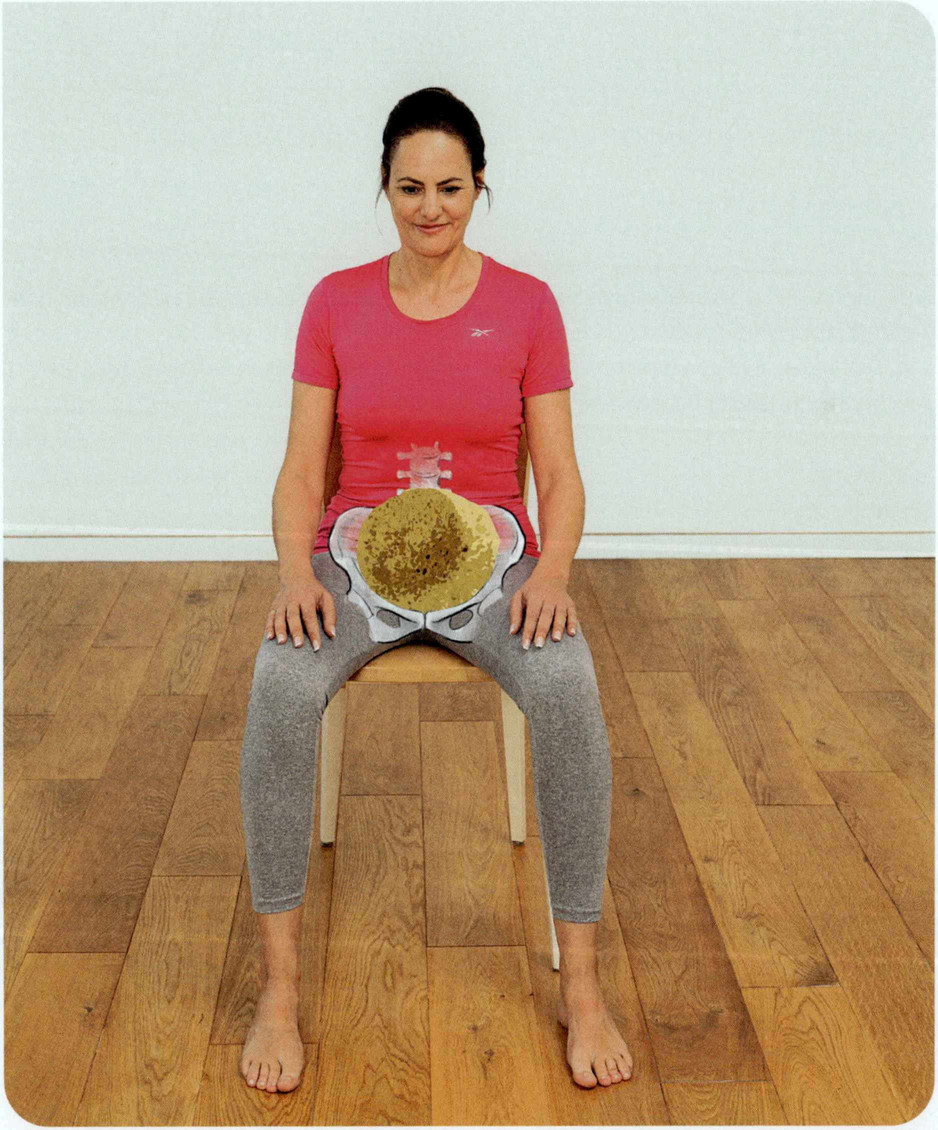

16 1-2-3 zum Glück

Fit im Büro

» Schaffen Sie sich zwischendurch im Arbeitsalltag kurze Momente eines wohligen Entspannungsgefühls im ganzen Körper.

Ausgangsstellung: Sitz auf einem Stuhl, die Unterarme sind auf dem Schoß abgelegt. Die Augen sind geschlossen, zumindest bis Sie die Übung beherrschen.

Ausführung:

Schritt 1:
Ihre Kiefergelenke lassen los, indem Sie den Unterkiefer wie eine herausgezogene alte Schublade hängen lassen. Falls jemand in Ihrer Nähe ist, geht das sogar mit geschlossenem Mund.

Schritt 2:
Ihre Schultern dürfen sich locker auf Ihrem Brustkorb ausruhen.

Schritt 3:
Ihr Bauch legt sich in die Kleidung hinein, er lässt also komplett los.

Dann stellen Sie sich vor, wie es sich in Ihrem Kopf anfühlt, wenn Sie am ersten Tag Ihres drei wöchigen Urlaubes am Meer (oder in den Bergen etc.) stehen und auf den Horizont schauen. Atmen Sie dreimal die wunderbar frische Luft tief ein und intensiv wieder aus.

Öffnen Sie die Augen wieder und dann dürfen Sie mit diesem Glücksgefühl weiterarbeiten.

Häufigkeit: Wann immer möglich im Arbeits-/Büroalltag. Gewöhnen Sie sich an, die Übung immer nach dem Bearbeiten einer Akte, nach einem Patienten, nach einem Telefonat etc. zu machen.

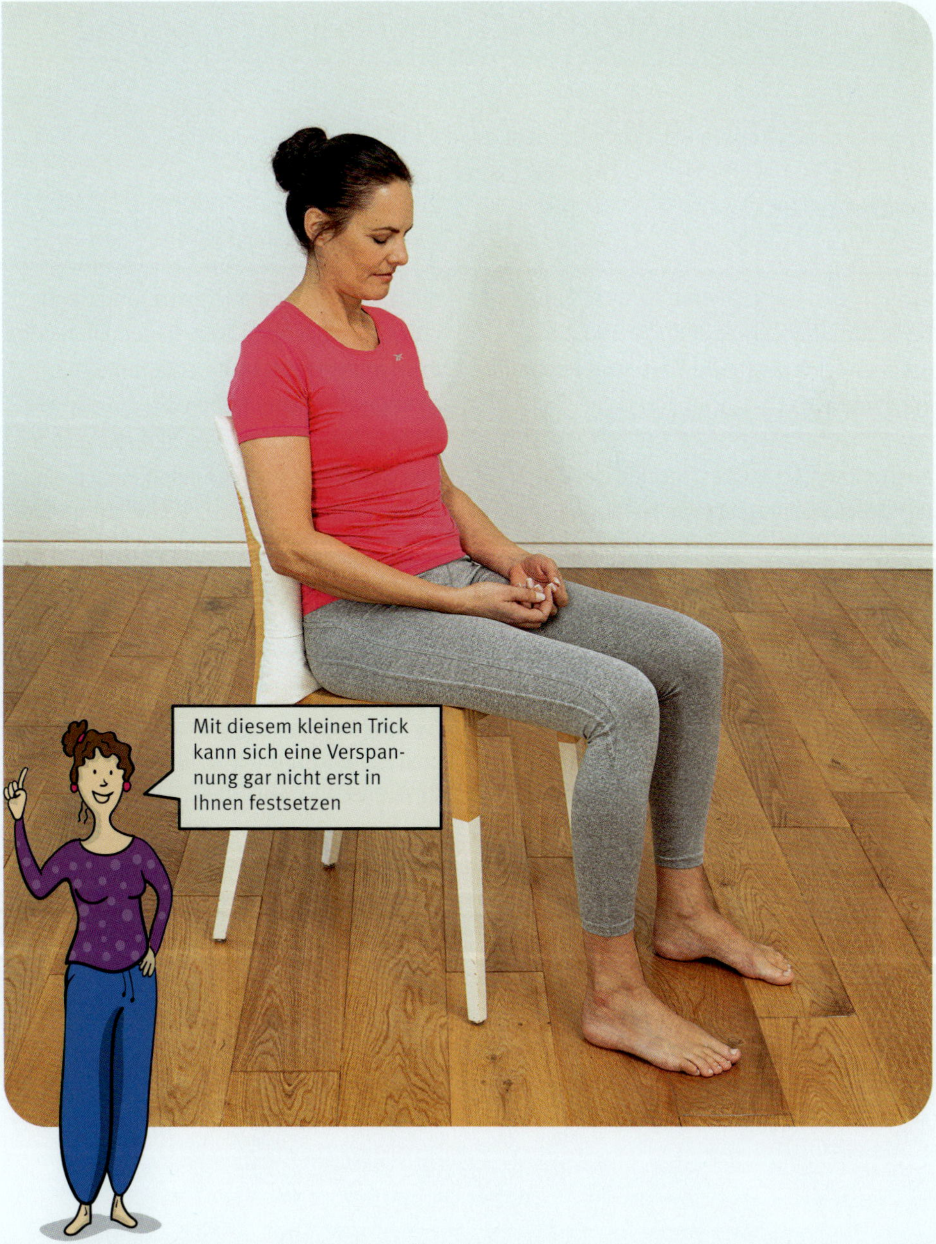
Mit diesem kleinen Trick kann sich eine Verspannung gar nicht erst in Ihnen festsetzen

17 Der baumelnde Puschelschwanz

» Menschen, die Probleme mit dem Beckenboden haben, kneifen oft den Po zusammen, verlagern das Gewicht auf die Fersen und »ziehen den Schwanz zwischen die Beine«.

Ausgangsstellung: Stellen Sie Ihre Füße beckenbreit auseinander, alle 10 Zehen schauen nach vorn. Die Knie sind leicht angewinkelt.

Ausführung: Versuchen Sie, einige Male das Gewicht zu verlagern: nach vorn auf die Zehen und wieder zurück auf die Fersen. Pendeln Sie sich in der Mitte ein. Entspannen Sie bewusst Ihre Po-Muskeln, auch die inneren. Legen Sie nun eine Hand vorn auf das Charmebein, die andere Hand hinten auf Ihr Kreuzbein (das Ende der Wirbelsäule). Ganz unten am Kreuzbein ist noch das kleine Steißbein, an dem Sie jetzt – zumindest gedanklich – einen dicken, langen Puschelschwanz befestigen. Dieser hängt bis auf den Boden.

Nun lassen Sie Ihren Puschelschwanz langsam ansteigen, in dem Sie Ihre Beckenbodenmuskulatur anspannen, bis er auf dem Boden nach vorn und dann langsam nach oben zum Bauchnabel oder noch höher geht. Halten Sie ihn einen Moment dort und lassen Sie ihn dann wieder baumeln. Im Idealfall hängt er nun irgendwo zwischen den Fersen. Der Beckenboden ist locker. Vielleicht hängt sogar ein kleines Gewicht am Ende des Schwänzchens, so dass er sich wirklich komplett entspannen kann.

Diese Übung vermittelt Ihnen ein Gefühl für einen entspannten Beckenboden im Stehen. Außerdem tun Sie Ihrem Rücken, Ihrem Nacken und auch den restlichen Muskeln etwas Gutes. Ich wette, dass Sie in Zukunft merken werden, wie oft Sie Ihren »Schwanz« eingekniffen haben und dadurch Ihrem Beckenboden schaden!

Häufigkeit: Immer mal wieder zwischendurch: an der Kasse, an der Arbeitsplatte, in Wartesituationen.

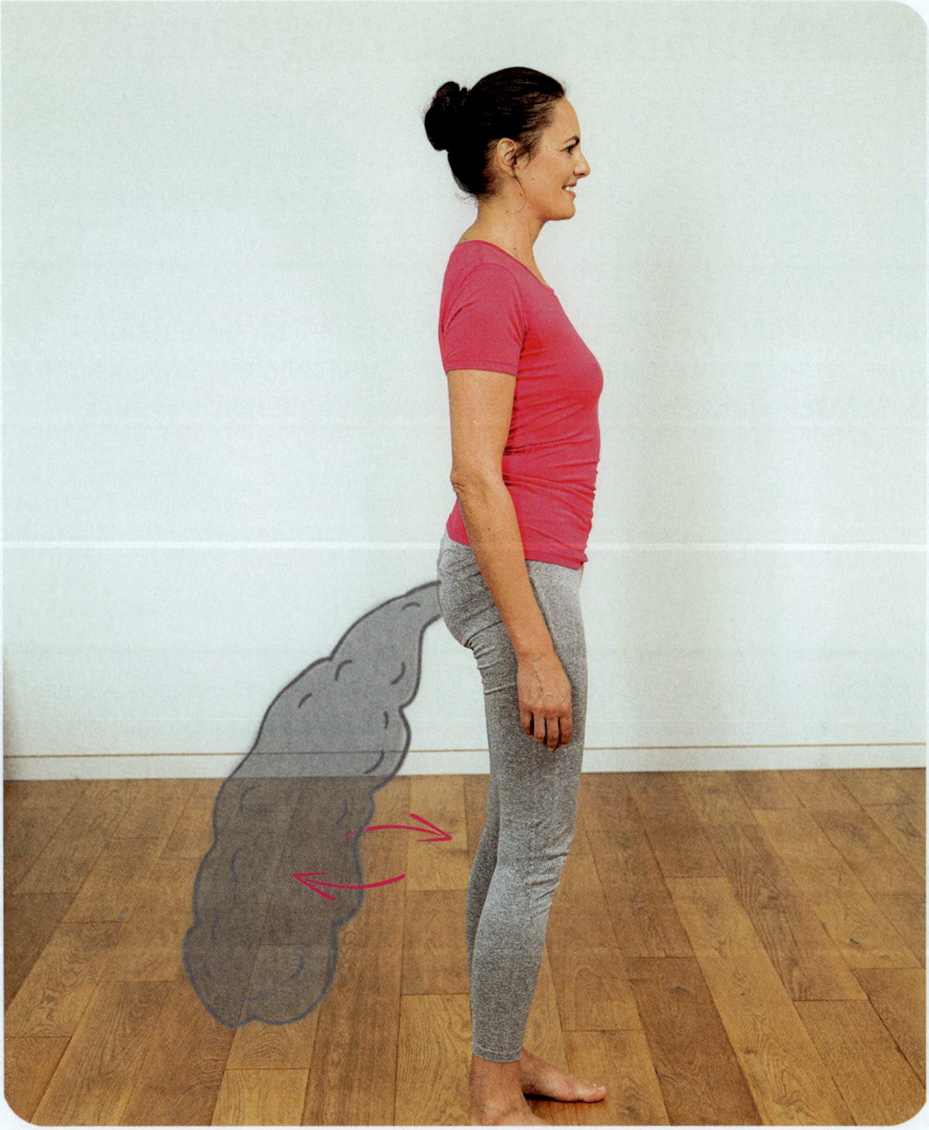

Stabilisationsprogramm

Core-Stabilität ist ein Begriff, der heutzutage in der Beschreibung jedes zweiten Fitnesskurses vorkommt. Tatsächlich ist Core-Stabilität für Menschen mit Beckenbodenproblemen unglaublich wichtig.

Egal, welche Probleme Sie im Beckenboden haben: Sie brauchen in jedem Fall eine kräftige und stabile Mitte, die sogenannten »Core-Muskeln«: Das sind die tiefen Bauch- und Rückenmuskeln und die Beckenbodenmuskulatur. Wenn diese Muskeln gut zusammenarbeiten, sichern sie unsere Bandscheiben und der Druck nach unten auf den Beckenboden wird reduziert. So bleiben die Organe eher an ihrem Platz und werden dank des guten Halts nicht nach unten gedrückt, was langfristig zu einer Senkung führt. Außerdem wird dadurch die Kontinenz gesichert. Weniger Druck durch ein kräftiges Muskelkorsett bedeutet auch, dass empfindliche Strukturen nicht unnötig zu stark belastet werden.

So ist es für eine gute Kontinenz essenziell, dass die tiefe Bauchmuskulatur, der Musculus transversus abdominis, gut arbeitet, da er in der Lage ist, den Blasenhals mit zu stabilisieren. Wenn der Blasenhals stabil ist, träufelt es nicht. Das bedeutet, für die Kontinenz reicht es nicht, nur einen guten Harnröhrenschließmuskel zu haben, sondern diese tiefe Bauchmuskulatur ist zusätzlich nötig.

Ähnlich ist es bei Senkungsbeschwerden. Wenn der Beckenboden zusätzlich Unterstützung von den Bauch- und Rückenmuskeln bekommt, entsteht eine gleichmäßigere und gesündere Druckverteilung im Beckenraum, die Organe bekommen mehr Halt. In Bezug auf Schmerzen und Drang bewirkt eine gute Rumpfmuskulatur ebenfalls eine Entlastung. Einer Überlastung der zarten Strukturen der Blase und des dünnen Beckenbodens wird somit entgegengewirkt. Sie merken: Es lohnt sich, etwas für eine stabile Mitte zu tun. Der positive Nebeneffekt außer dem wunderbaren Bodystyling-Effekt: Auch die Psyche profitiert, wenn man sich tief innen drin stabil fühlt. Probieren Sie es aus!

Core-Muskeln

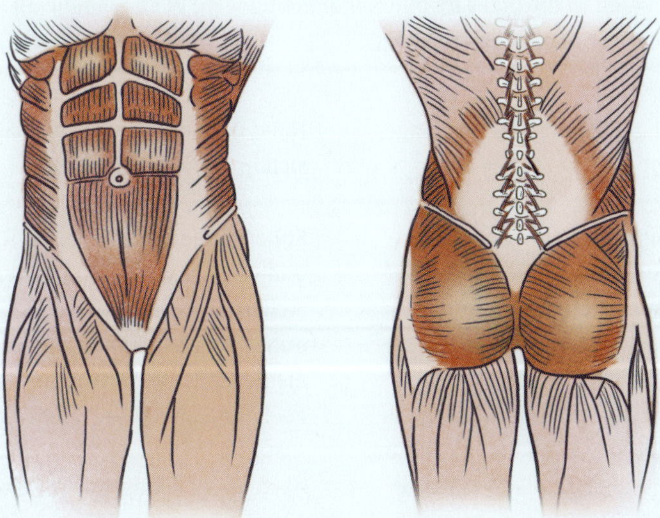

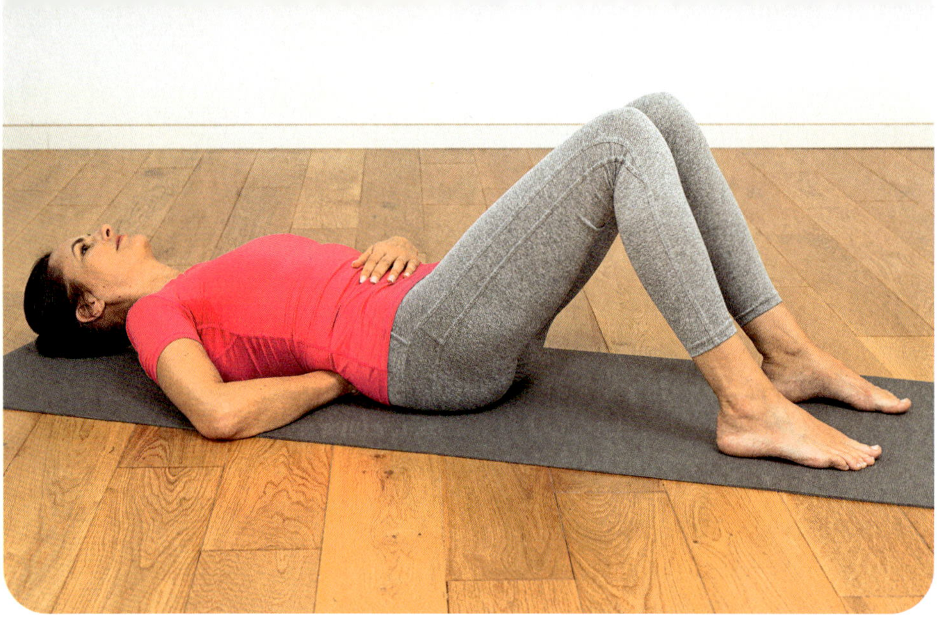

❶ Die Grundspannung: Schritt 1 – Beckenstellung

» Die Grundspannung ist die Basis für alle weiteren Übungen. Wir beginnen mit dem Finden der richtigen Beckenstellung.

Ausgangsstellung: Rückenlage mit angestellten Beinen

Ausführung: Legen Sie eine Hand unter den unteren Rücken und die andere auf Ihren Unterbauch. Rollen Sie Ihren Rücken ein, so dass die Lendenwirbelsäule in den Boden drückt. Sie spüren einen Druck auf Ihrer unteren Hand. Rollen Sie nun Ihren unteren Rücken ins Hohlkreuz. Es entsteht eine Lücke zwischen Matte und Rücken, der Druck auf die untere Hand lässt nach, der Unterbauch schiebt sich in die obere Hand.

Rollen Sie je 2-mal in beide Richtungen und verharren Sie dann in der Mitte. Stellen Sie sich dabei ein kleines Luftloch unter Ihrer Lendenwirbelsäule vor. Das ist die neutrale Beckenstellung, weder rund noch hohl, in der wir üben wollen.

Häufigkeit: Wiederholen Sie die Übung 4-mal, bis Sie Ihre Mitte sicher finden.

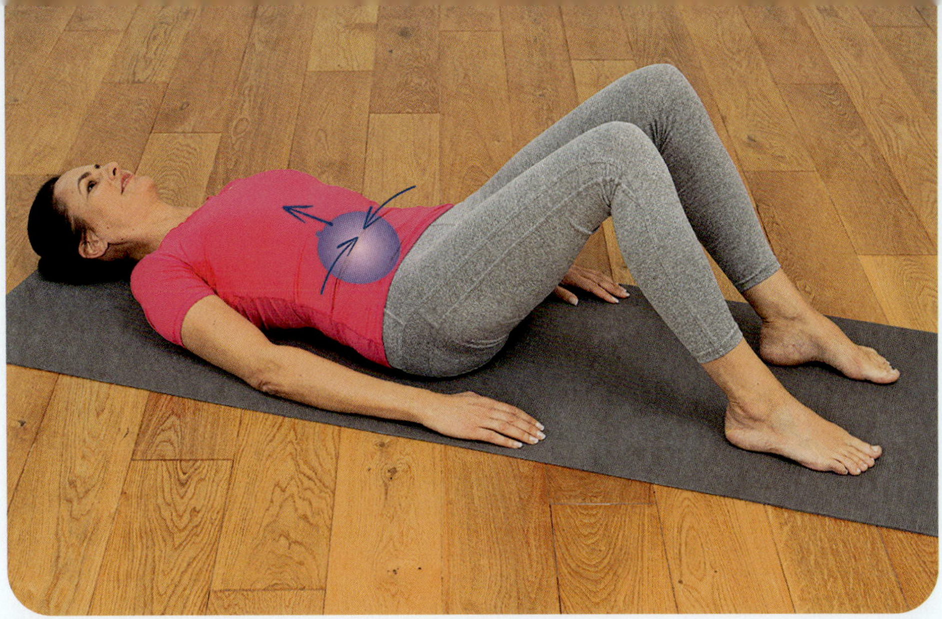

❷ Die Grundspannung: Schritt 2 – stabiler Unterbauch

» Eine stabile Mitte ist das A und O.

Ausgangsstellung: Rückenlage mit angestellten Beinen

Ausführung:
Legen Sie Ihre Hände auf den Unterbauch. Atmen Sie ruhig in Richtung Bauch ein und aus: ein durch die Nase, aus durch den Mund mit »Hahhh«. Stellen Sie sich vor, wie Sie beim Einatmen einen Luftballon im Bauch aufpusten und beim Ausatmen wieder klein werden lassen. Spüren Sie der Bewegung mit den Händen nach.

Lassen Sie Ihren Bauch mit dem nächsten Ausatmen wirklich klein zusammenschrumpfen. Gleichzeitig steigt der Ballon im Körper in Richtung Kopf. Stellen Sie sich vor, dass Ihre Beckenkämme schmaler werden und der Luftballon so leicht wird, dass auch der Beckenboden leicht angehoben wird. Halten Sie diese Spannung für einige ruhige Atemzüge. Dabei müssen Sie in den Brustkorb atmen, sonst bleibt der Unterbauch nicht fest.

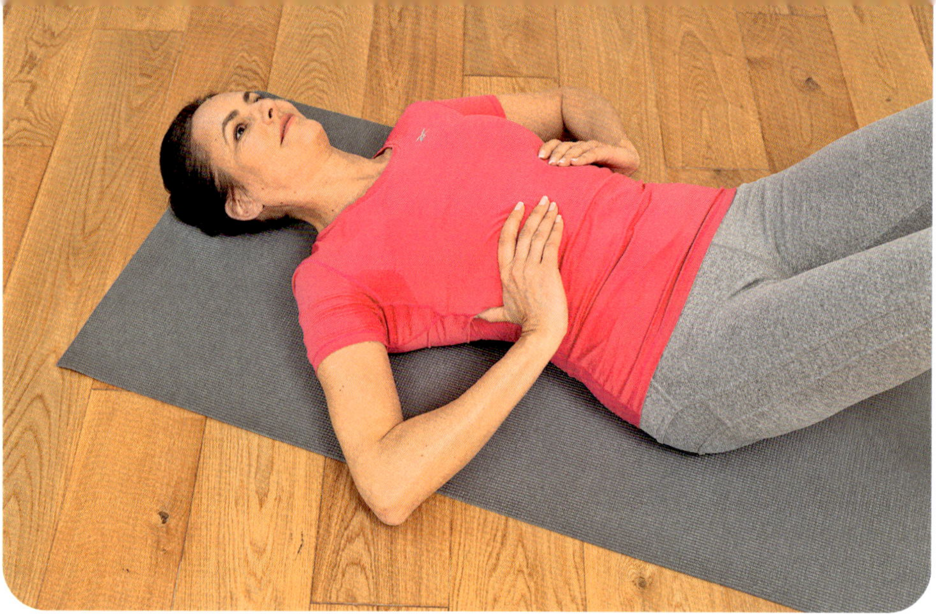

3 Die Grundspannung: Schritt 3 – Rippen schließen

» Wir schaffen eine Verbindung von Brustkorb und Bauchraum.

Ausgangsstellung: Rückenlage mit angestellten Beinen

Ausführung: Legen Sie Ihre Hände seitlich auf die Rippen, Fingerspitzen zueinander. Atmen Sie in Ihre Hände – ein durch die Nase, aus durch den Mund: »Hahhh«. Fühlen Sie, wie sich die Rippen beim Einatmen breit öffnen und beim Ausatmen schließen, wie ein Akkordeon, das sich auseinanderzieht und schließt. Machen Sie das einige Male, schließen Sie das Akkordeon mit einem tiefen Ausatmen und lassen Sie es für die nächsten Atemzüge geschlossen. Bitte weiteratmen, der Atem wird etwas oberflächlicher werden.

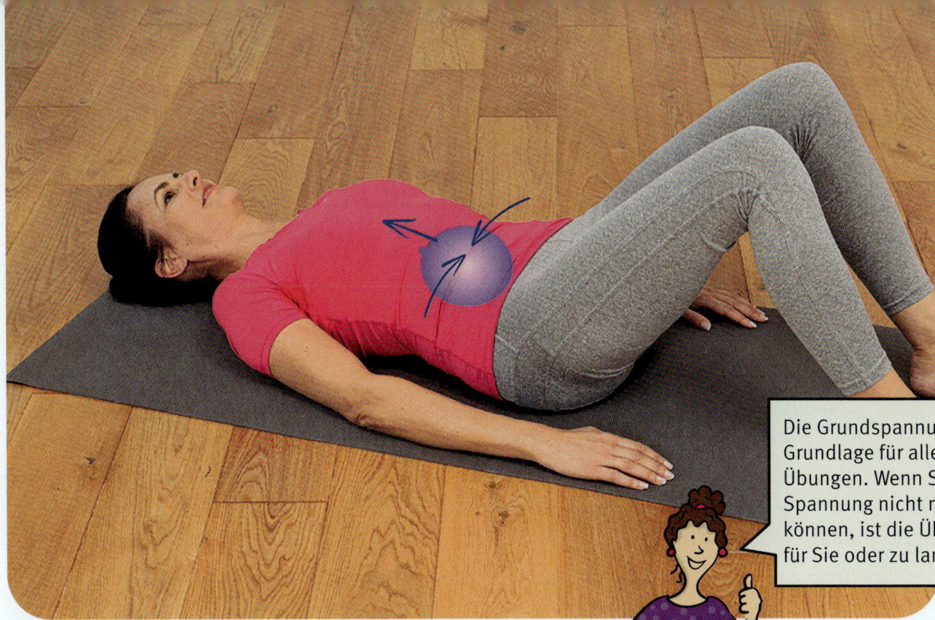

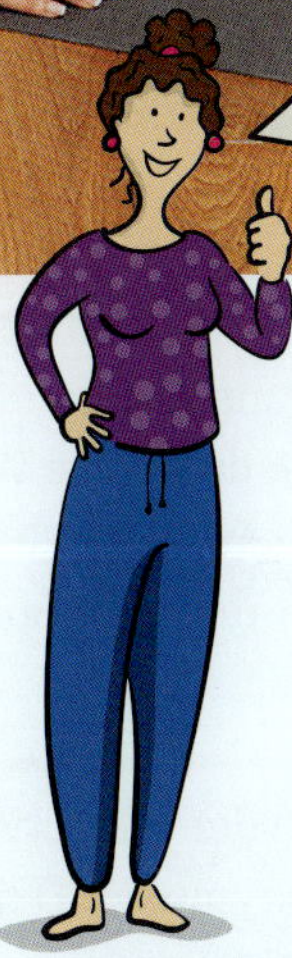
Die Grundspannung ist die Grundlage für alle weiteren Übungen. Wenn Sie die Spannung nicht mehr halten können, ist die Übung zu viel für Sie oder zu lang.

4 Grundspannung 1-2-3

» Diese Übung kräftigt die wichtigsten Muskeln Ihrer stabilen Mitte: die tiefen Bauchmuskeln, die Rücken- und die Beckenbodenmuskeln.

Ausgangsstellung: Rückenlage mit angestellten Beinen, die Arme sind lang neben dem Körper abgelegt.

Ausführung: Verbinden Sie die Schritte 1-3: Becken-Luftballon-Akkordeon.

Atmen Sie durch die Nase ein und durch den leicht geöffneten Mund wieder aus. Dabei bringen Sie Ihr Becken in die neutrale Stellung (1), lassen Ihren Luftballon schrumpfen und heben ihn hoch (2) und schließen Ihr Rippen-Akkordeon (3). Diese Spannung halten Sie, während Sie flach weiteratmen.

Häufigkeit: Halten Sie diese Spannung über 10 ruhige Atemzüge, wiederholen Sie das 10-mal.

5 Wasserwaage

» Diese Übung hilft Ihnen, ein Gefühl für ein stabiles Becken zu bekommen und die Belastungen, denen ihr Beckenboden den ganzen Tag ausgesetzt ist, besser zu erkennen und abzufangen.

Ausgangsstellung: Rückenlage mit angestellten Beinen, die Arme liegen neben dem Körper.

Ausführung: Bauen Sie die Grundspannung 1-2-3 auf. Dann platzieren Sie auf Ihrem Becken eine imaginäre Wasserwaage. Beim nächsten Ausatmen heben Sie Ihren linken Fuß 1 mm vom Boden ab 1 und beobachten, dass

- sich die Blase in der Wasserwaage nicht bewegt (ein typischer Fehler wäre, wenn sich das Becken und damit die Blase nach rechts absenkte),
- der Bauch wirklich keinen Millimeter herausdrückt,
- Ihr unterer Rücken neutral bleibt und Sie weiteratmen können.

Mit dem nächsten schönen Einatmen stellen Sie den Fuß wieder ab, halten die Spannung und beim nächsten oder übernächsten Ausatmen heben Sie den rechten Fuß 1 mm ab. Wieder genauso korrekt. Wenn Sie merken, dass Sie schummeln, korrigieren Sie sich.

Häufigkeit: 6 Schritte zu Anfang, später 10 Schritte.

Steigerung:

1. Sie bauen die Grundspannung 1-2-3 auf und platzieren auf Ihrem Becken wieder die imaginäre Wasserwaage. Beim nächsten Ausatmen heben Sie Ihren linken Fuß vom Boden ab und beugen das Hüft- und Kniegelenk um 90 Grad an 2. Mit dem nächsten Einatmen stellen Sie den Fuß wieder ab, halten die Spannung und wiederholen die Übung rechts. Machen Sie sie im Wechsel 6-mal.
2. Üben Sie wie in Steigerung 1 beschrieben. Nehmen Sie die Arme hoch zur Decke, die Schulterblätter ruhen auf dem Boden 3.

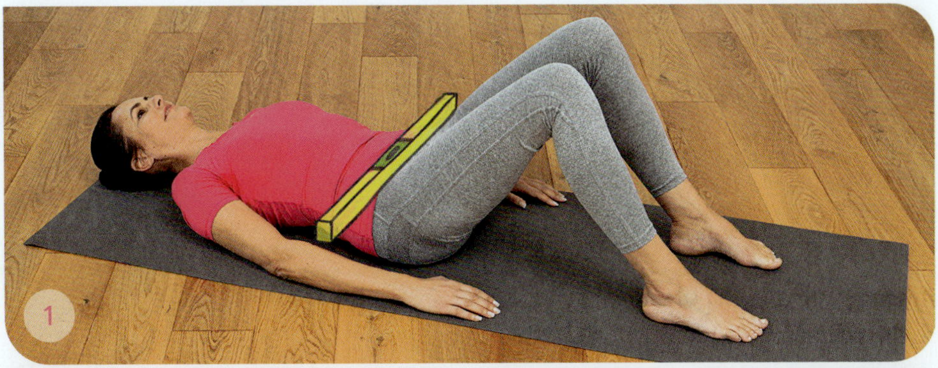
1

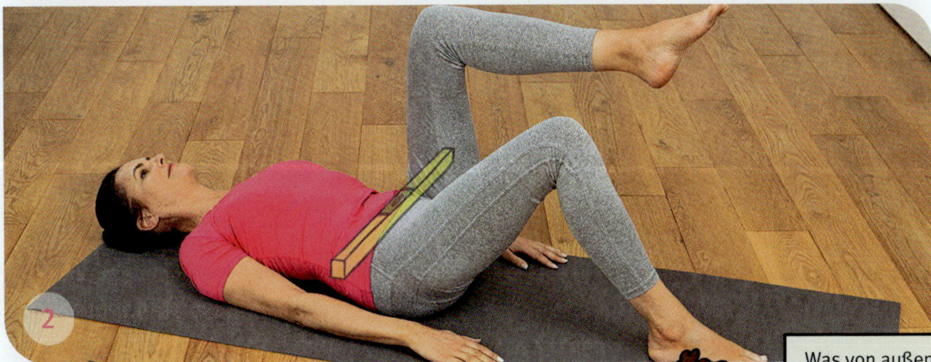
2

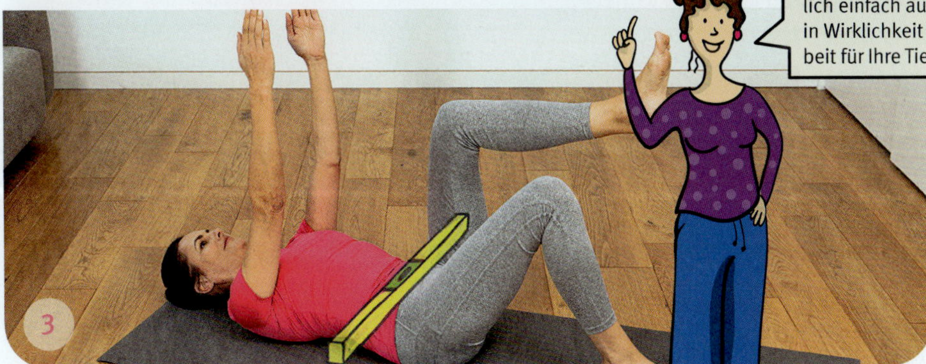
3

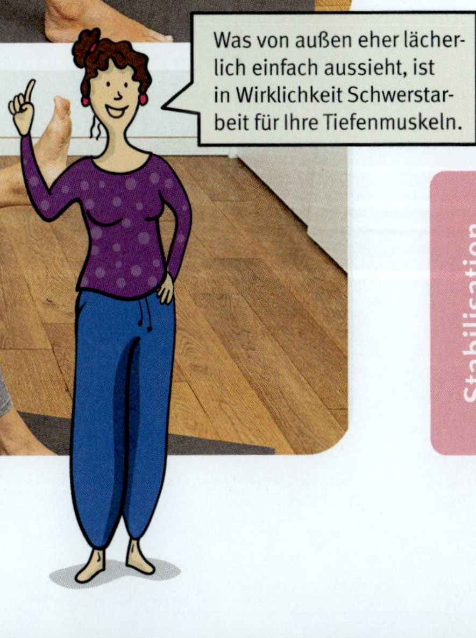
Was von außen eher lächerlich einfach aussieht, ist in Wirklichkeit Schwerstarbeit für Ihre Tiefenmuskeln.

6 Schwebebeine

» Bei dieser Übung lernen Sie, das Becken stabil zu halten, obwohl Sie die Beine bewegen.

Ausgangsstellung: Rückenlage mit angestellten Beinen, die Arme liegen neben dem Körper.

Ausführung: Sie bauen die Grundspannung 1-2-3 auf und platzieren eine imaginäre Wasserwaage auf Ihrem Becken. Beim nächsten Ausatmen heben Sie Ihren linken Fuß vom Boden ab und beugen das Hüft- und Kniegelenk um 90 Grad 1. Nun wird es richtig anstrengend: Mit dem nächsten oder übernächsten Ausatmen wollen Sie nun auch das rechte Bein im rechten Winkel hochheben, und zwar ohne dass der Unterbauch hervortritt und Sie Ihren unteren Rücken dabei bewegen 2. Das ist unglaublich schwer. Wenn Sie merken, dass das noch nicht geht, nehmen Sie das obere Bein näher an den Oberkörper heran, bevor Sie das untere Bein hochheben. Vergessen Sie das Atmen nicht. Oben halten Sie die Beine über einige Atemzüge und stellen dann beim Ausatmen erst das eine und dann das andere Bein wieder ab.

Häufigkeit: 6-mal

Steigerung: Strecken Sie die Arme hoch zur Decke, die Schulterblätter bleiben dabei auf dem Boden liegen.

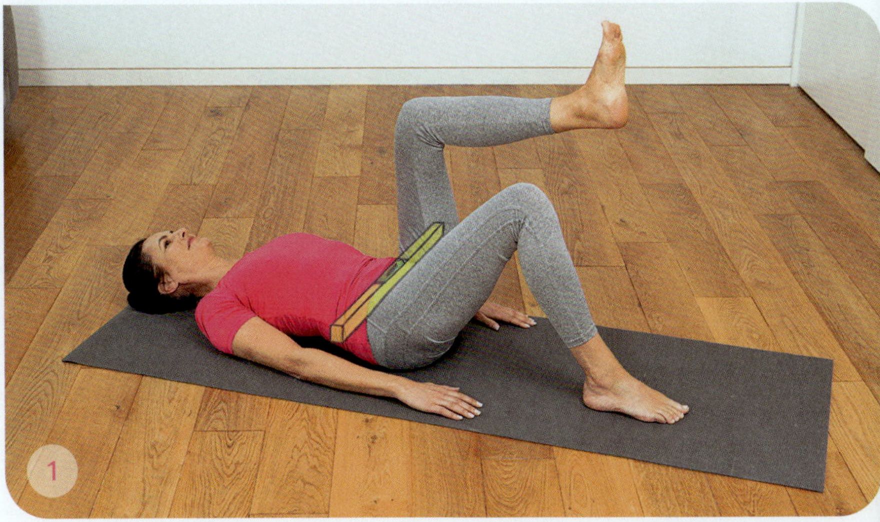
1

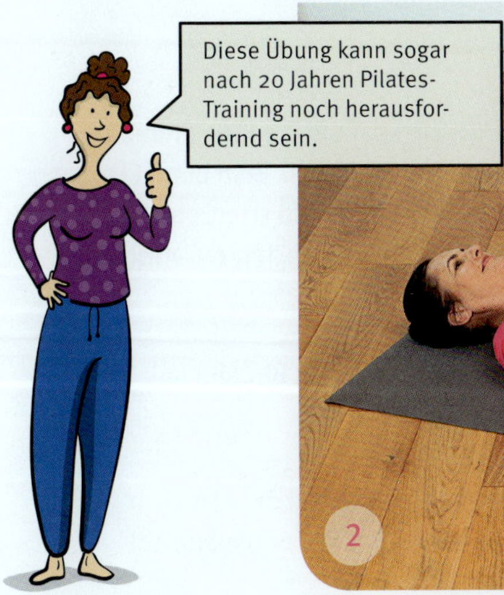
Diese Übung kann sogar nach 20 Jahren Pilates-Training noch herausfordernd sein.

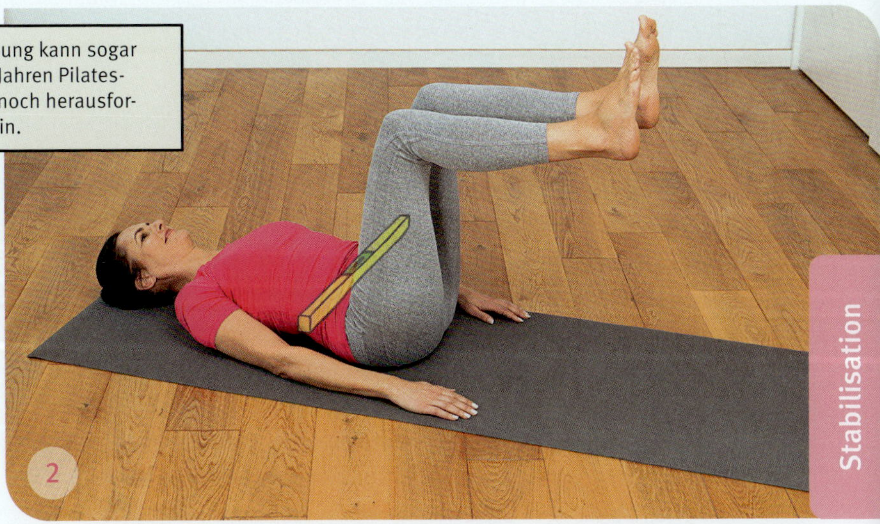
2

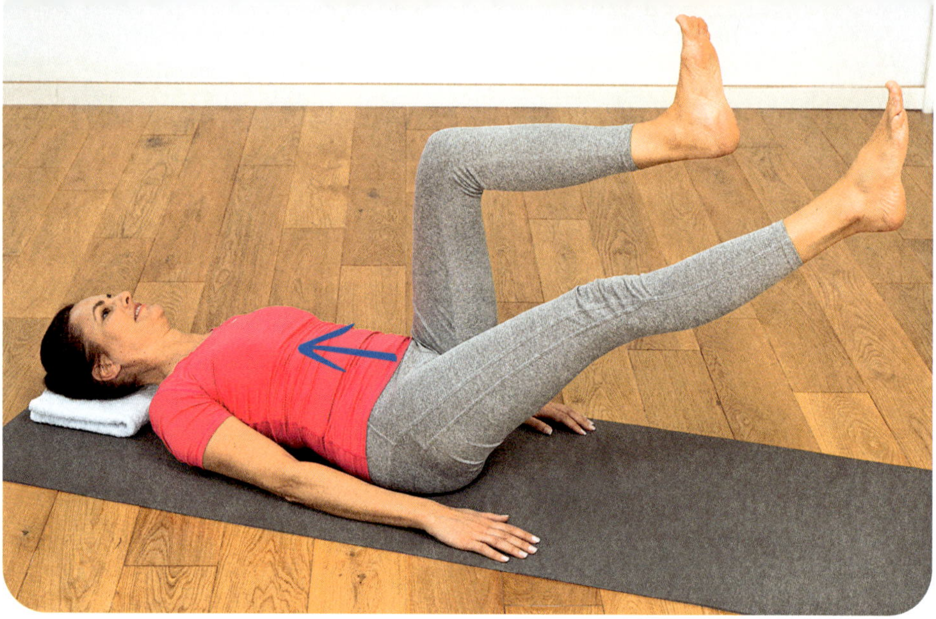

7 Hallo Bauchmuskeln

» Die Rücken-, Bauch- und Beckenbodenmuskeln müssen durch den erhöhten Druck im Bauchraum bei dieser Übung viel leisten.

Ausgangsstellung: Rückenlage, beide Beine sind angehoben, Knie und Hüftgelenke bilden rechte Winkel, die Arme liegen neben dem Körper, evtl. legen Sie ein Kissen unter den Kopf.

Ausführung: Sie bauen die Grundspannung 1-2-3 auf. Beim nächsten Ausatmen strecken Sie das rechte Bein langsam aus und senken es ab, aber nur so weit, wie Ihr Bauch und Beckenboden gegenhalten können, maximal 45 Grad zum Boden.

Halten Sie die Spannung einige Atemzüge lang, dann ziehen Sie das Bein beim Einatmen wieder heran und strecken beim nächsten oder übernächsten Ausatmen das linke Bein aus.

Häufigkeit: 4- bis 6-mal hin und her wechseln

Steigerung: Strecken Sie die Arme zur Decke, die Schulterblätter bleiben auf dem Boden.

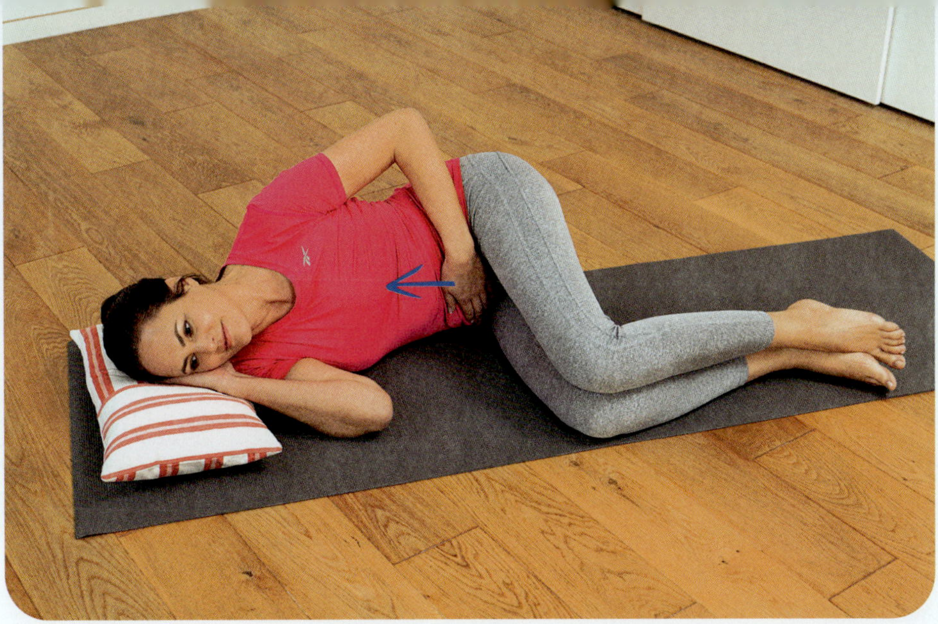

8 Die Grundspannung 1-2-3 in Seitenlage

» In keiner anderen Stellung ist die von Unterbauch und Beckenboden ausgehende Spannung so gut zu spüren wie in Seitenlage.

Ausgangsstellung: Seitenlage, beide Beine angezogen, die Hüft- und Kniegelenke bilden 90-Grad-Winkel, die untere Hand liegt unter dem Kopf, die obere am Unterbauch.

Ausführung: Bauen Sie die Grundspannung auf: Der untere Rücken ist weder hohl noch rund, die Rippen sind leicht einander angenähert und den Unterbauch ziehen Sie beim Ausatmen ganz langsam und sanft aus Ihrer Hand, bis Sie in ihr nur noch die Haut des Bauches und die Kleidung spüren. Der Rücken bewegt sich nicht.

Häufigkeit: Halten Sie diese Spannung 6 ruhige Atemzüge lang und wiederholen Sie dies 5-mal.

Steigerung: Stellen Sie sich vor, dass Sie Ihr oberes Bein abheben wollen: Fühlen Sie, wie schwer es ist, den Bauch wirklich innen zu halten?

9 Bein definieren in Seitenlage

» Kräftige Hüftmuskeln geben nicht nur Stabilität und sehen prima aus, sondern stärken auch den Beckenboden, der an ihnen aufgehängt ist.

Ausgangsstellung: Seitlage, beide Beine sind rechtwinklig in Hüfte und Knie gebeugt, die untere Hand liegt unter dem Kopf, die obere Hand stützt sich vor dem Körper ab.

Ausführung: Bauen Sie die Grundspannung 1-2-3 auf. Beim nächsten Ausatmen heben Sie das obere Bein ab. Dabei gibt es vier Varianten:

1. Sie behalten den Beinwinkel bei und heben das Bein so hoch wie möglich, wie ein Hund, der das Bein hebt. Dabei kippt das Becken nicht nach hinten.

2. Sie ziehen das angehobene Bein zu sich heran und strecken es aus, bis es in Verlängerung der Wirbelsäule ist (Rücken nicht bewegen!).

3. Unteres Bein etwas weiter ausstrecken. Sie strecken das obere Bein in Verlängerung der Wirbelsäule aus und heben es gestreckt hoch, ohne die untere Taille in den Boden zu drücken.

4. Am Ende legen Sie das Bein wieder in Hüft- und Kniegelenk rechtwinklig gebeugt vor dem Bauch ab und spüren die angenehme Dehnung in der oberen Pobacke.

Häufigkeit: Jede Bewegung 4-mal wiederholen, mit zunehmender Übung 6-, dann 8-, dann 10-mal. Dann Seite wechseln.

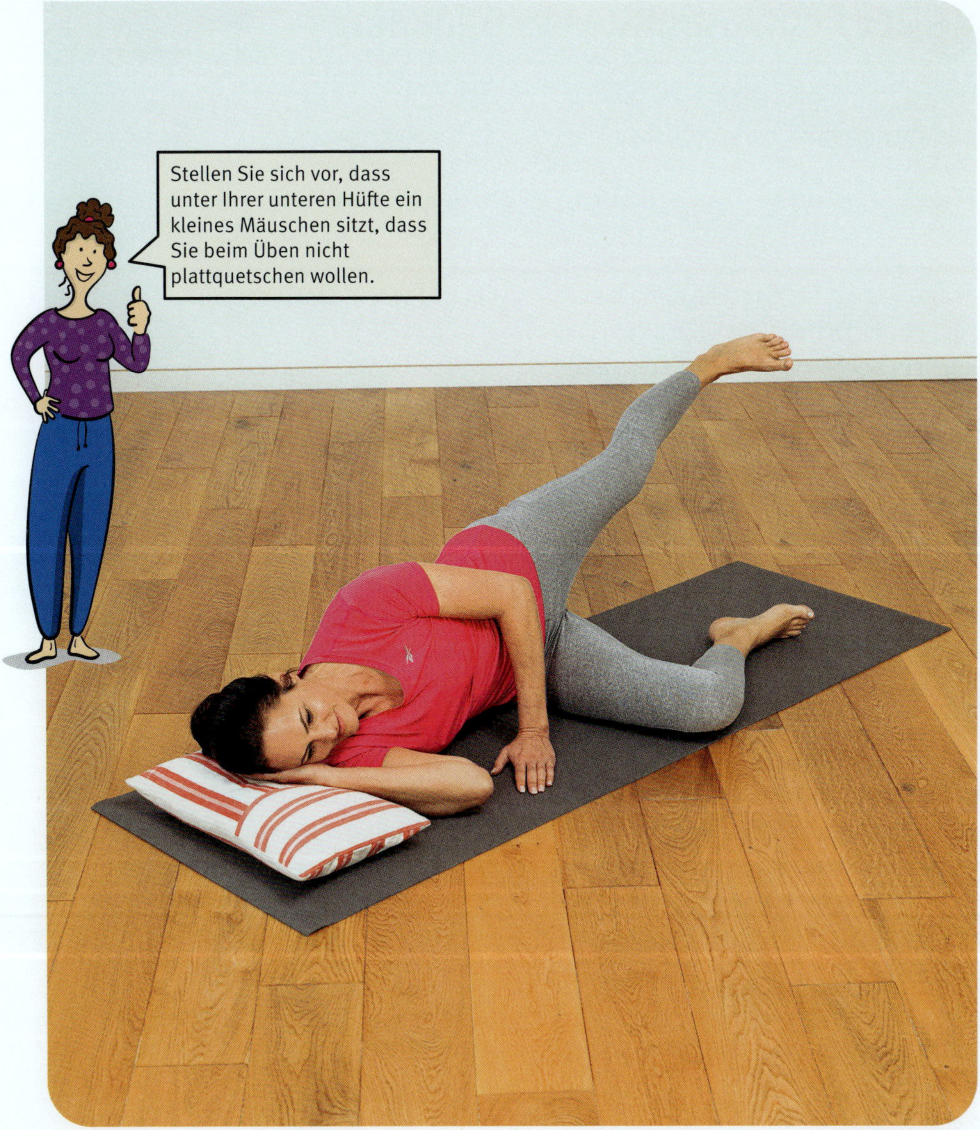
Stellen Sie sich vor, dass unter Ihrer unteren Hüfte ein kleines Mäuschen sitzt, dass Sie beim Üben nicht plattquetschen wollen.

⑩ Der Reißverschluss in Bauchlage

» Nun übertragen wir die »Grundspannung 1-2-3« in die Bauchlage.

Ausgangsstellung: Bauchlage, die Beine sind etwas geöffnet, die Füße liegen lang auf dem Boden auf, die Hände unter der Stirn.

Ausführung: Stellen Sie sich vor, dass Sie in Ihrem Bauch einen langen Reißverschluss haben: Er beginnt unten am Charmebein und geht bis hoch zum Rippenwinkel. Beim nächsten Ausatmen beginnen Sie, ganz langsam den Reißverschluss zu schließen, Zähnchen für Zähnchen, über den Bauchnabel hoch bis zwischen die Rippen (1). Das Charmebein drückt dabei ein wenig in den Boden, ohne dass Ihr unterer Rücken rund wird. Halten Sie diese Spannung 4–6 Atemzüge lang, Ihren Beckenboden können Sie dabei zusätzlich in Richtung Kopf heben, falls er das noch nicht von allein gemacht hat.

Häufigkeit: 4- bis 6-mal

Steigerung für einen knackigen Po:

1. Sie lassen den Oberkörper liegen, die Hände bleiben unter der Stirn. Bauen Sie die Grundspannung 1-2-3 auf. Dann schieben Sie Ihr rechtes Bein in die Länge und heben es beim Ausatmen nach oben ab, ohne dass Ihr Bauchreißverschluss dabei aufgeht (2). Beim Einatmen wieder ablegen. Im Wechsel rechtes und linkes Bein, 6- bis 12-mal.
2. Wie 1., nur lassen Sie das Bein oben und heben es 6- bis 12-mal noch etwas höher und senken es wieder ab, ohne es ganz abzulegen. Dann Seitenwechsel.

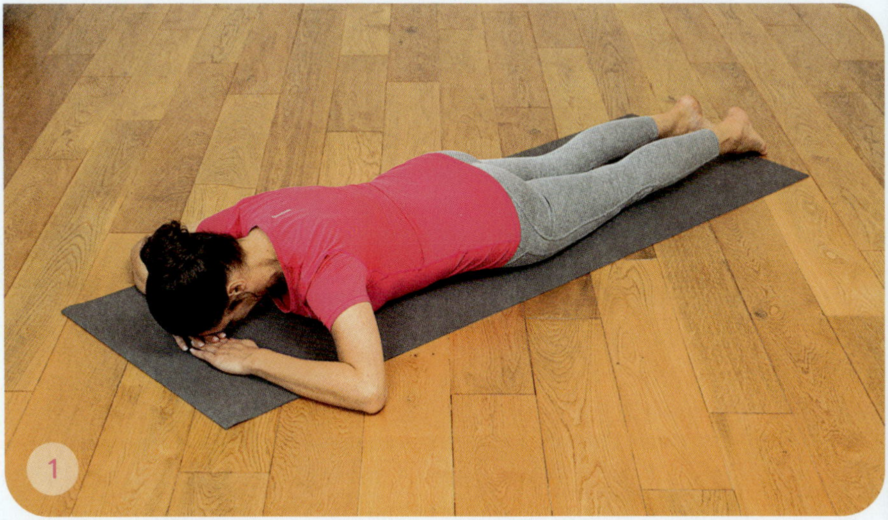
1

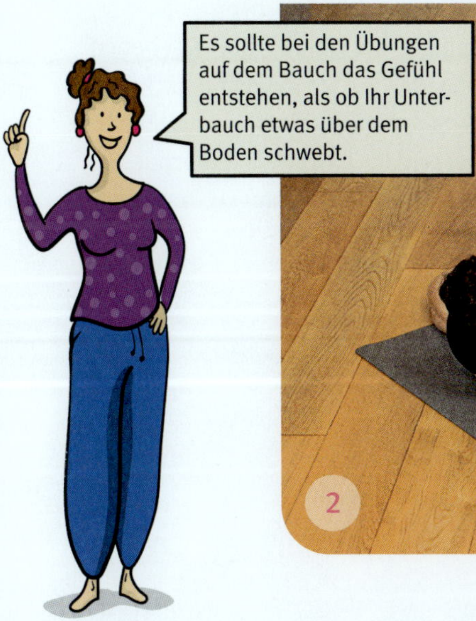
Es sollte bei den Übungen auf dem Bauch das Gefühl entstehen, als ob Ihr Unterbauch etwas über dem Boden schwebt.

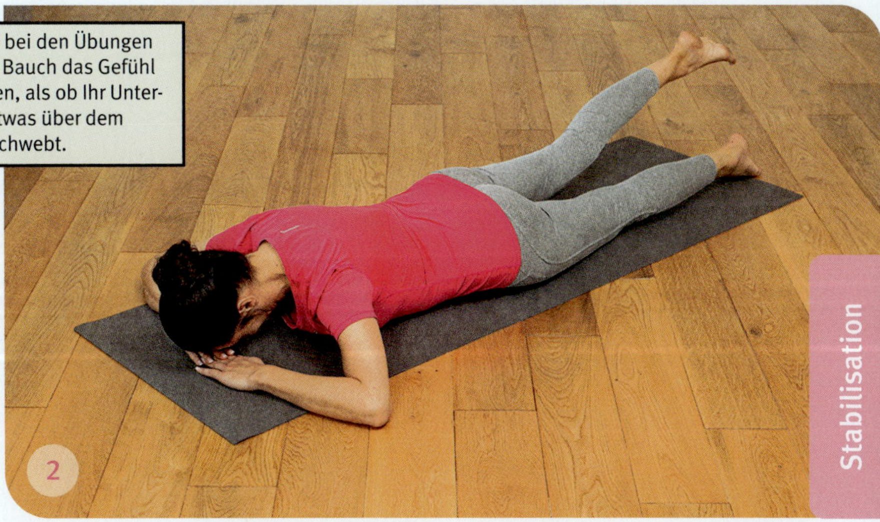
2

⑪ Der schwebende Oberkörper

» Hier kombinieren wir die Kräftigung Ihrer stabilen Mitte mit der Kräftigung des Schultergürtels und der Arme.

Ausgangsstellung: Bauchlage, die Beine sind etwas geöffnet, die Füße liegen lang auf dem Boden auf, die Arme liegen ausgestreckt neben dem Körper.

Ausführung: Bauen Sie Ihre Grundspannung 1-2-3 auf. Beim nächsten Ausatmen heben Sie dann Kopf, Schultern und Arme ab, so dass diese neben dem Körper schweben (1). Der Atem fließt weiter, während Ihr Unterbauch und Ihr Beckenboden gegenhalten. Der Blick geht nach unten, der Nacken ist faltenfrei, die Schultern weit weg von den Ohren. Der Po darf locker bleiben, damit der Beckenboden mehr arbeiten kann. Das fällt am Anfang nicht leicht, aber korrigieren Sie sich bitte immer wieder, es lohnt sich.

Häufigkeit: 6 ruhige Atemzüge lang halten, dann wieder ablegen. 6-mal wiederholen.

Steigerung:

1. Wenn Sie den Oberkörper abgehoben haben, führen Sie Ihre Hände zu den Schultern. Die Oberarme bleiben dabei nah am Oberkörper, so dass Sie nur die Ellenbogen beugen und strecken (2). 3-mal 12 Wiederholungen.
2. Wenn Sie den Oberkörper abgehoben haben, drehen Sie die Arme nach innen und nach außen, die Oberarme bleiben dabei wieder nah am Oberkörper. 3-mal 12 Wiederholungen.

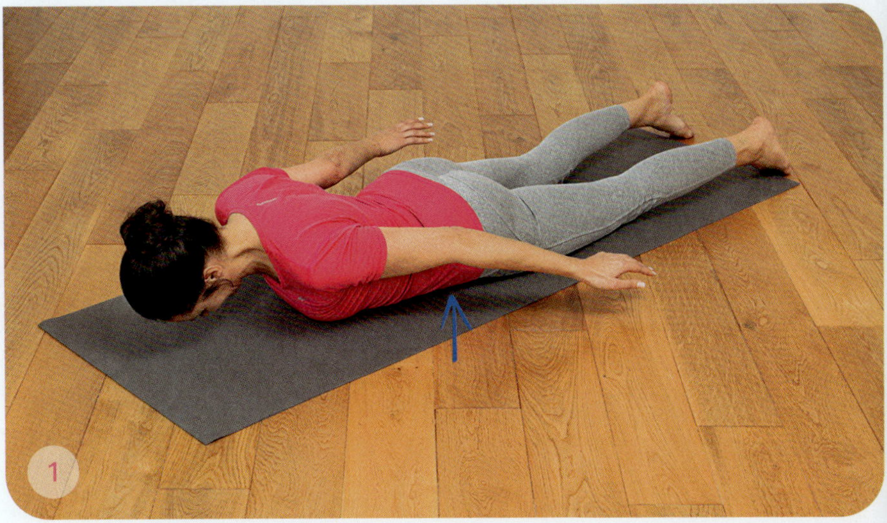
1

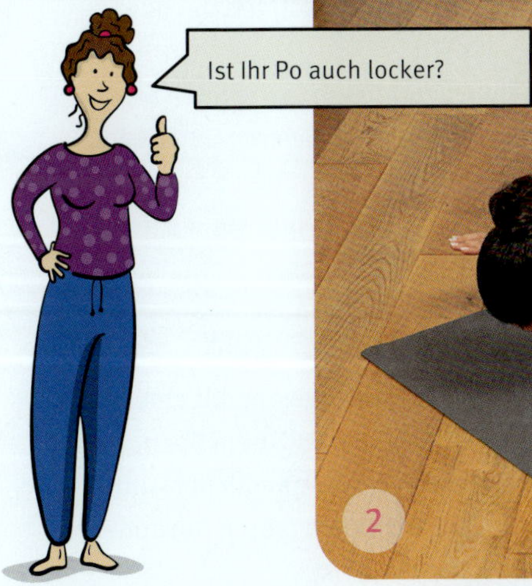
Ist Ihr Po auch locker?

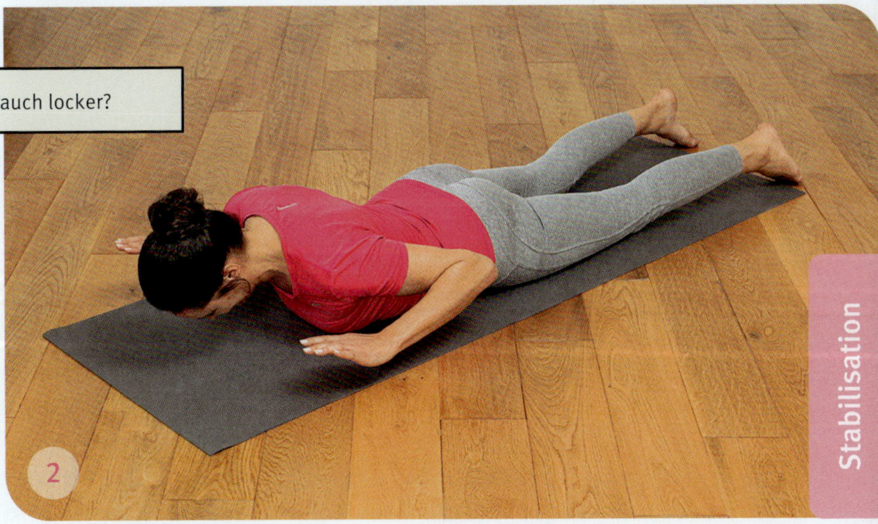
2

»Beckenboden to go«

Kurz und knapp zusammengefasst erfahren Sie hier die drei wichtigsten Alltagstipps für den Beckenboden.

Richtig heben: »Der Beckenboden hebt mit«

Heben ist eine sehr große Belastung für den Beckenboden und sollte immer von einer Ausatmung begleitet werden. Erinnern Sie sich noch? Beim Ausatmen wandert das Zwerchfell mit den Organen nach oben, so dass der Beckenboden weniger Druck abbekommt.

Ausgangsstellung: Beckenbreiter Stand, der Gegenstand befindet sich so nah wie möglich bei oder zwischen Ihren Beinen.

Ausführung: Sie beugen die Knie und schieben den Po nach hinten. Dann greifen Sie den Gegenstand mit beiden Händen. Atmen Sie tief ein und intensiv wieder aus. Während dieses Ausatmens heben Sie gleichzeitig Ihren Beckenboden und den Gegenstand hoch. Erst wenn Sie aufrecht stehen, ist auch das Ausatmen beendet.

Das Abstellen geht genauso. Atmen Sie ein, beim Ausatmen aktivieren Sie wieder Ihren Beckenboden, schieben den Po nach hinten, beugen die Knie und stellen den Gegenstand ab. Erst wenn er steht, ist auch das Ausatmen beendet.

Häufigkeit: Immer mal wieder mit einem leichten Hocker oder Ähnlichem üben, bis die Bewegung selbstverständlicher wird. Bitte üben Sie mit einem lauten Ausatmen, wenn niemand dabei ist.

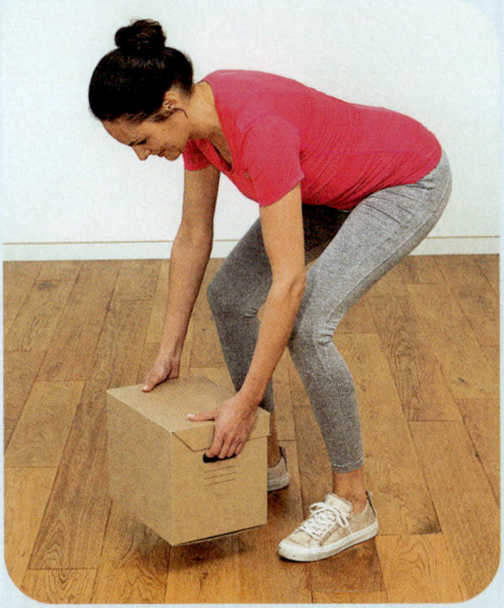

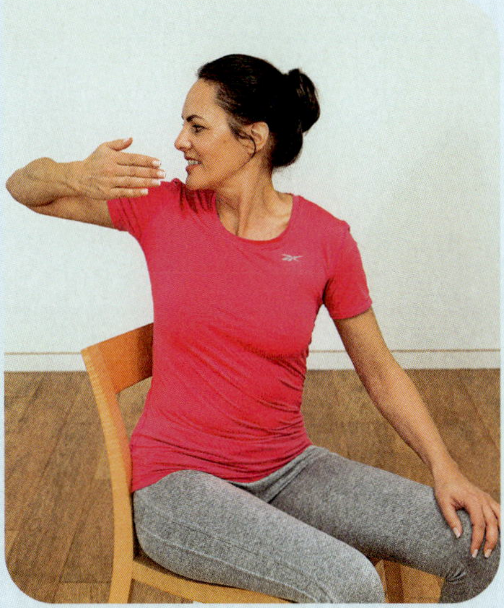

Richtig husten: »Der Beckenboden hustet nach innen«

Beim Husten entsteht ein extremer Druck auf die Bauchorgane; diese drücken nach unten und damit auf den zarten Beckenboden. Spüren Sie mal nach: Legen Sie im Sitzen auf dem Stuhl eine Hand unter Ihren Beckenboden und husten Sie kräftig. Spüren Sie den Druck, der dort ankommt? Nun geht es darum, diesen Druck zu reduzieren, denn ums Husten (und auch Niesen) kommen wir nicht herum.

Ausgangsstellung: Sitz auf dem Stuhl

Ausführung: Strecken Sie Ihren Oberkörper so lang wie möglich, machen Sie sich zur »Sitz-Riesin«. Dann drehen Sie den gesamten Oberkörper nach rechts oder links, heben den gebeugten Arm auf der jeweiligen Seite hoch, so dass Sie nach hinten oben in Ihren Ellenbogen gucken. Beim nächsten Ausatmen ziehen Sie Ihren Unterbauch nach innen und husten (zum Üben reicht am Anfang auch ein Räuspern) in Ihre Ellenbeuge oder in Ihre Hand hinein.

Häufigkeit: Immer wieder zwischendurch, es braucht viel Übung, um diese Bewegung »einzuprogrammieren«.

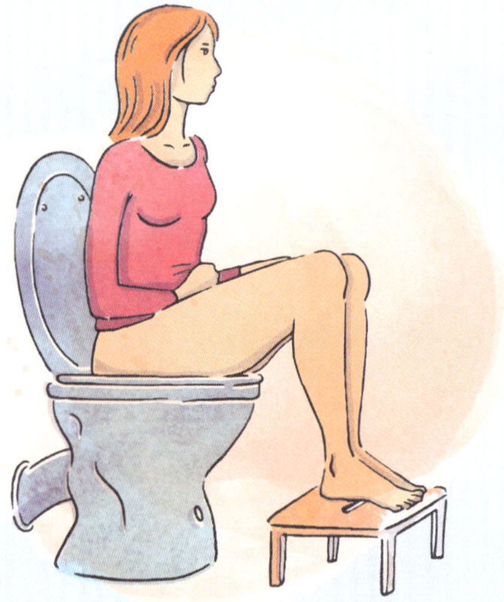

Beim Stuhlgang: »Nie wieder pressen«

Das Pressen beim Stuhlgang übt schädlichen Druck auf die Muskulatur und das Bindegewebe im Becken aus – diesen gilt es zu reduzieren.

Ausgangsstellung: auf dem WC sitzend, eine klappbare Fußbank unter den Füßen, Höhe: 22 cm. Der Po befindet sich möglichst tief im Klo.

Ausführung: Atmen Sie ein. Dann atmen Sie gegen Ihre geschlossene Faust mit den Lippen zart bremsend aus. Dabei müssten Sie spüren, wie Ihre Bauchdecke und Ihre Taille etwas nach außen treten. Auf diese Weise öffnet sich Ihr Schließmuskel. Den gleichen Effekt können Sie später auch ohne Faust erzielen, wenn Sie die Technik im Gefühl haben. Probieren Sie auch einmal, auf »Hoooh«, oder »Muuuuh« lange auszuatmen. So komisch sich das anhört, so hilfreich wird es sein.

Häufigkeit: bei jedem Stuhlgang

Die 3 wichtigsten ...

... Übungen für einen gesunden Beckenboden

- »Training des Harnröhrenschließmuskels« aus dem Programm »Kontinenz« (Seite 42)
- »Der Beckenboden steht zuerst auf« aus dem Programm »Entlastung« (Seite 68)
- »Atemübung Bauch« aus dem Programm »Entspannung« (Seite 80)

... Regeln für einen gesunden Beckenboden

- Ein guter Beckenboden darf locker und entspannt sein.
- Atmen ist der Schlüssel zum Glück.
- Nie wieder pressen.

Ihr Trainings-Tagebuch

Wenn Sie mit einem Trainings-Tagebuch arbeiten, haben Sie Ihre Erfolge und Fortschritte immer deutlich vor Augen und können sehen, was Sie schon erreicht haben – das motiviert, weiterzumachen!

Übungsprogramm Kontinenz

Hauptsymptome und Beckenboden-Test

Hauptsymptome			
Symptom	Tag 1 (Stärke 0–10)	Tag 42 (Stärke 0–10)	Tag 84 (Stärke 0–10)

Beckenbodentest			
	Tag 1	Tag 42	Tag 84
Ergebnis (0–5)			

Woche 1:

	Montag	Dienstag	Mittwoch	Donnerstag	Freitag	Samstag	Sonntag
Kontinenzprogramm	2 × 10 Min. Übungen 1–4	2 × 10 Min. Übungen 1–4	2 × 10 Min. Übungen 1–4	2 × 10 Min. Übungen 1–4	2 × 10 Min. Übungen 1–4	2 × 10 Min. Übungen 1–4	2 × 10 Min. Übungen 1–4
Stabilisationsprogramm	20–30 Min.		20–30 Min.		20–30 Min.		

Ab Woche 2:

	Montag	Dienstag	Mittwoch	Donnerstag	Freitag	Samstag	Sonntag
Kontinenzprogramm	10 Min. Übungen 1–4, 10 Min. Übungen 5–11	10 Min. Übungen 1–4, 10 Min. Übungen 5–11	10 Min. Übungen 1–4, 10 Min. Übungen 5–11	10 Min. Übungen 1–4, 10 Min. Übungen 5–11	10 Min. Übungen 1–4, 10 Min. Übungen 5–11	10 Min. Übungen 1–4, 10 Min. Übungen 5–11	10 Min. Übungen 1–4, 10 Min. Übungen 5–11
Stabilisationsprogramm	20–30 Min.		20–30 Min.		20–30 Min.		

+ Anwenden der 3 Alltagstipps
+ Anwenden der 3 goldenen Regeln

Übungsprogramm Entlastung

Hauptsymptome und Beckenboden-Test

Hauptsymptome			
Symptom	Tag 1 (Stärke 0–10)	Tag 42 (Stärke 0–10)	Tag 84 (Stärke 0–10)

Beckenbodentest			
	Tag 1	Tag 42	Tag 84
Ergebnis (0–5)			

Woche 1–2:

	Montag	Dienstag	Mittwoch	Donnerstag	Freitag	Samstag	Sonntag
Entlastungsprogramm	20 Min. Übung 3, 10 Min. Übung 4	20 Min. Übung 3, 10 Min. Übung 4	20 Min. Übung 3, 10 Min. Übung 4	20 Min. Übung 3, 10 Min. Übung 4	20 Min. Übung 3, 10 Min. Übung 4	20 Min. Übung 3, 10 Min. Übung 4	20 Min. Übung 3, 10 Min. Übung 4
Stabilisationsprogramm	20–30 Min.		20–30 Min.		20–30 Min.		

Ab Woche 3:

	Montag	Dienstag	Mittwoch	Donnerstag	Freitag	Samstag	Sonntag
Entlastungsprogramm	10 Minuten eine Auswahl aus den Übungen 1, 2, 4, 6 10 Minuten eine Auswahl aus den Übungen 7–11, Übung 3 nach Bedarf						
Stabilisationsprogramm	20–30 Min.		20–30 Min.		20–30 Min.		

+ Anwenden der 3 Alltagstipps
+ Anwenden der 3 goldenen Regeln

Übungsprogramm Entspannung

Hauptsymptome und Beckenboden-Test

Hauptsymptome			
Symptom	Tag 1 (Stärke 0–10)	Tag 42 (Stärke 0–10)	Tag 84 (Stärke 0–10)

Beckenbodentest			
	Tag 1	Tag 42	Tag 84
Ergebnis (0–5)			

Woche 1:

	Montag	Dienstag	Mittwoch	Donnerstag	Freitag	Samstag	Sonntag
Entspannungsprogramm	20 Min. Übung 2, +10 Min. eine Übungsauswahl aus den Übungen 3–6						

Woche 2:

	Montag	Dienstag	Mittwoch	Donnerstag	Freitag	Samstag	Sonntag
Entspannungsprogramm	20 Min. Übung 2, +10 Min. eine Übungsauswahl aus den Übungen 3–6						
Stabilisationsprogramm	20–30 Min.		20–30 Min.		20–30 Min.		

Ab Woche 3:

	Montag	Dienstag	Mittwoch	Donnerstag	Freitag	Samstag	Sonntag
Entspannungsprogramm	20 Min. Übung 2, 10 Min. eine Auswahl der Übungen 3–6	20 Min. Übung 7–17	20 Min. Übung 2, 10 Min. eine Auswahl der Übungen 3–6	20 Min. Übung 7–17	20 Min. Übung 2, 10 Min. eine Auswahl der Übungen 3–6	20 Min. Übung 7–17	20 Min. Übung 2, 10 Min. eine Auswahl der Übungen 3–6
Stabilisationsprogramm	20–30 Min.		20–30 Min.		20–30 Min.		

+ Anwenden der 3 Alltagstipps
+ Anwenden der 3 goldenen Regeln

Service

Literaturempfehlungen

Enders, G. (2017). **Darm mit Charme: Alles über ein unterschätztes Organ.** Ullstein Verlag.

Liesner, F. (2018). **Mein Beckenbodenbuch: Mehr Kraft, erfüllte Sexualität, beweglicher Rücken.** TRIAS Verlag.

Schiftan, D., (2018). **Coming Soon: Orgasmus ist Übungssache – In 10 Schritten zum vaginalen Höhepunkt.** Piper.

Interessante Studien

Barber M D. (2016). **Pelvic organ prolapse.** MBJ 2016; 354 doi:10.1136/bmj.i3853. https://www.bmj.com/content/354/bmj.i3853

Dumoulin C, Cacciari L, Hay-Smith EC. (2018). **Beckenbodentraining für Frauen mit Harninkontinenz.** Cochrane Database of Systematic Reviews 2018, Issue 10. Art. No.: CD005654. DOI: 10.1002/14651858.CD005654.pub4. Deutsch: https://www.cochrane.org/de/CD005654/INCONT_beckenbodentraining-fur-frauen-mit-harninkontinenz.

Hannestad YS, Rortveit G, Sandvik H, Hunskaar S. (2000). **Norwegian EPINCONT study. Epidemiology of Incontinence in the County of Nord-Trøndelag. A community-based epidemiological survey of female urinary incontinence: the Norwegian EPINCONT study. Epidemiology of Incontinence in the County of Nord-Trøndelag.** J Clin Epidemiol. 2000 Nov;53(11):1150–7. doi: 10.1016/s0895-4356(00)00232-8. PMID: 11106889. https://pubmed.ncbi.nlm.nih.gov/11106889/

Endnoten

1 Hannestad YS, Rortveit G, Sandvik H, Hunskaar S (2000)
2 Barber M D (2016)

Stichwortverzeichnis

TRIAS, einer der führenden Ratgeberverlage im Bereich Gesundheit, gehört zur Thieme Gruppe, marktführender Anbieter medizinischer Fachinformationen und Services. Anspruch der Thieme Gruppe ist es, den im Gesundheitswesen tätigen Berufsgruppen sowie allen an Gesundheit Interessierten genau die Informationen und Angebote bereitzustellen, die sie in einer bestimmten Arbeitssituation oder Lebensphase benötigen. Durch die hohe Qualität und zielgruppenspezifische Relevanz der angebotenen Leistungen bereitet Thieme den Weg für eine bessere Medizin und mehr Gesundheit im Leben.

Thieme

Empfehlungen von Franziska Liesner

Im Folgenden finden Sie weiterführende Empfehlungen

Internetadressen

www.kontinenz-gesellschaft.de

Hier finden inkontinente Menschen viele Anlaufstellen und Informationen

www.ag-ggup.de

Auf dieser Seite finden Sie auf den Beckenboden spezialisierte Physiotherapeutinnen

www.stabile-mitte.de

Hier können Sie über 12 Wochen online zu Hause, unabhängig von anderen, mit den Anleitungen von Franziska Liesner, 30 Minuten täglich Ihren Beckenboden und Ihren Bauch kräftigen.

www.youtube.com
Kanal: Stabile Mitte Online Bauch- & Beckenbodenprogramme

Kurze Videos von Franziska Liesner für Ihre Beckenbodengesundheit

Bibliografische Information der Deutschen Nationalbibliothek
Die Deutsche Nationalbibliothek verzeichnet diese Publikation in der Deutschen Nationalbibliografie; detaillierte bibliografische Daten sind im Internet über http://dnb.d-nb.de abrufbar.

Programmplanung: Celestina Filbrandt
Projektmanagement: Annalena Müller
Redaktion: Julia Jochim
Bildredaktion: Christoph Frick
Umschlaggestaltung und Layout: CYCLUS · Visuelle Kommunikation, Stuttgart

Bildnachweis
Umschlagmotiv und Bild S. 3: Foto: © S. Schneider/Thieme; Grafik: Susi Schaaf, Bellheim
AutorInnenfoto: © H. Münch/Thieme
People-Fotos: © H. Münch/Thieme
Die abgebildeten Personen haben in keiner Weise etwas mit dem Thema zu tun.
Zeichnungen: Susi Schaaf, Bellheim, Holger Vanselow, Stuttgart

1. Auflage 2022

TRIAS in Georg Thieme Verlag KG
Rüdigerstraße 14, 70469 Stuttgart, Germany
www.trias-verlag.de

Printed in Germany

Satz und Repro: Reemers Publishing Services GmbH, Krefeld
Druck: AZ Druck und Datentechnik GmbH, Kempten

Gedruckt auf chlorfrei gebleichtem Papier

ISBN 978-3-432-11430-9
Auch erhältlich als E-Book:
eISBN (ePub) 978-3-432-11431-6

3 4 5 6

FSC www.fsc.org MIX Papier | Fördert gute Waldnutzung FSC® C008457

Schlank mit TRIAS

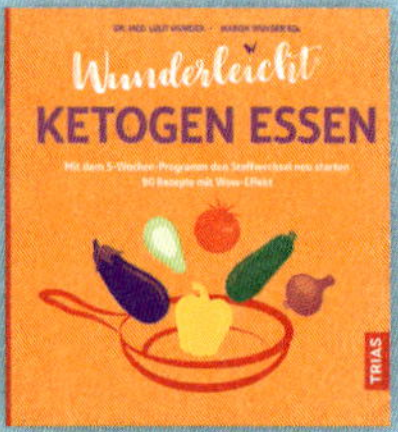

Lulit Wunder, Mabon Wunder
Wunderleicht® ketogen essen

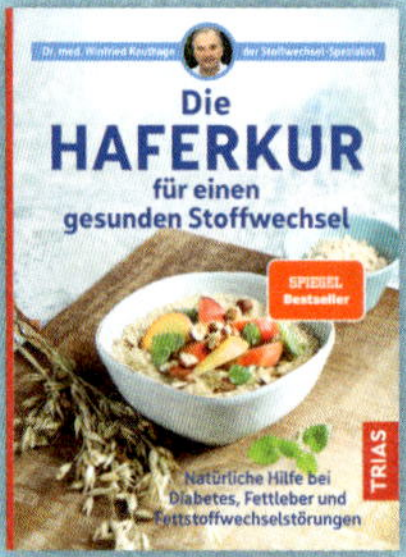

Winfried Keuthage
Die Haferkur für einen gesunden Stoffwechsel

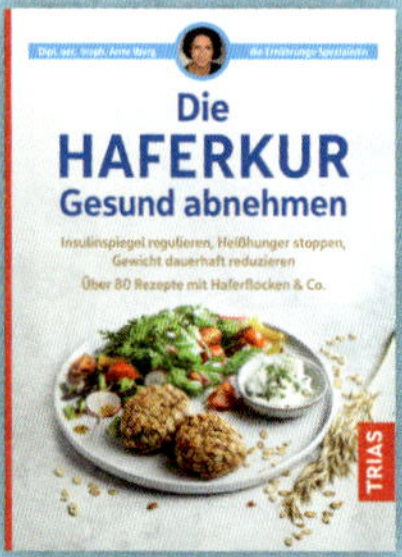

Anne Iburg
Die Haferkur. Gesund abnehmen

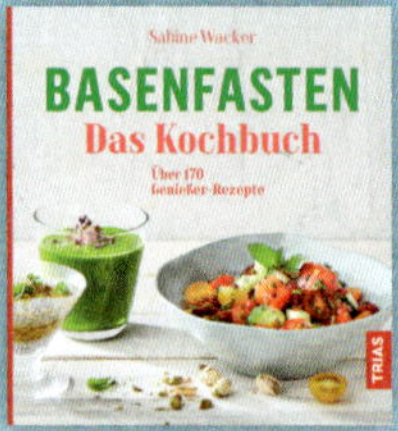

Sabine Wacker
Basenfasten – Das Kochbuch

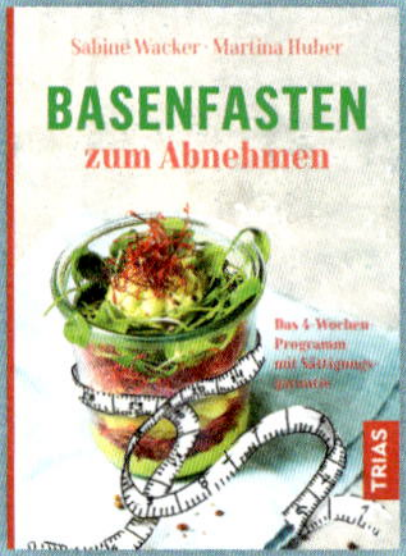

Sabine Wacker, Martina Huber
Basenfasten zum Abnehmen

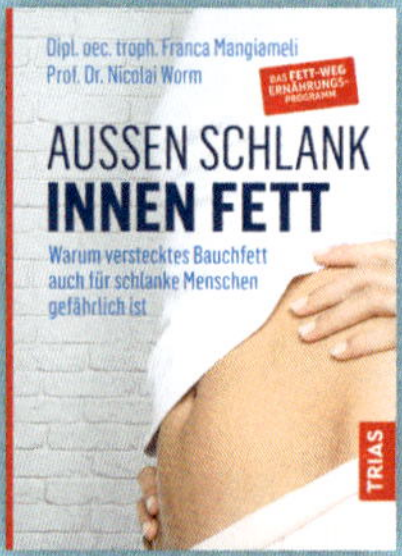

Franca Mangiameli,
Nicolai Worm
Außen schlank – innen fett

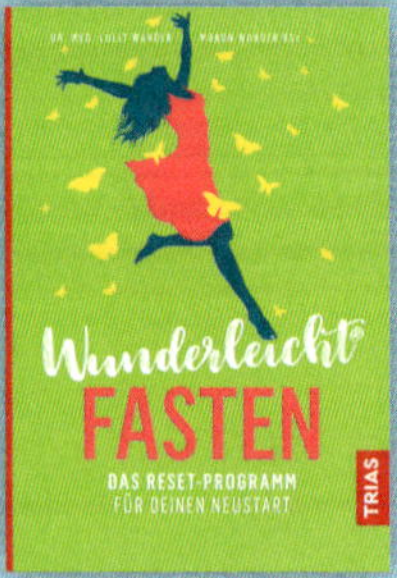

Lulit Wunder, Mabon Wunder
Wunderleicht® Fasten

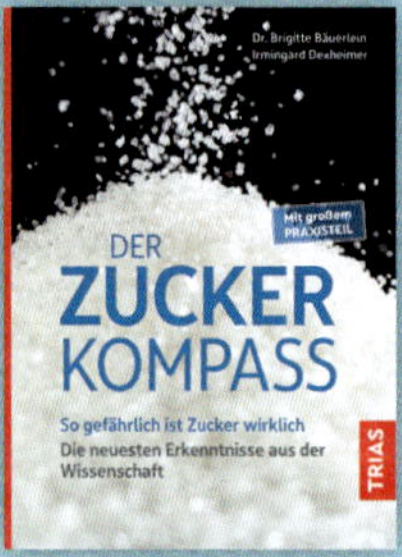

Brigitte Bäuerlein
Der Zucker-Kompass

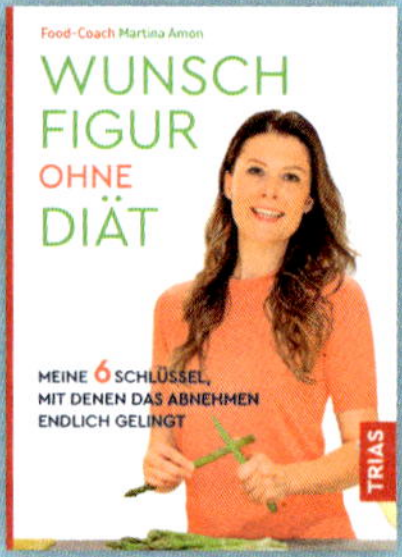

Martina Amon
Wunschfigur ohne Diät

Auch erhältlich als E-Book!

Mehr Bücher finden Sie hier:
www.trias-verlag.de

TRIAS